Christian O. Jacke | Frank Wild

Arzneimittelversorgung von Privatversicherten 2025

Medizinisch Wissenschaftliche Verlagsgesellschaft

Schriftenreihe des Wissenschaftlichen Institutes der PKV (WIP)

Herausgeber: Wissenschaftliches Institut der PKV (WIP)

Aufgrund der regulatorischen Unterschiede von privater und gesetzlicher Krankenversicherung ergeben sich Auswirkungen auf die Versorgung und die Finanzierung der Versicherten im deutschen Gesundheitswesen. Diese Auswirkungen betreffen sowohl Fragen im nationalen Kontext als auch die Positionierung des deutschen Gesundheitswesens im internationalen Vergleich. Die Studien des Wissenschaftlichen Instituts der Privaten Krankenversicherung (WIP) bereichern den Diskurs um das deutsche Gesundheitssystem um Beiträge aus der Sicht der PKV. Das WIP widmet sich gesundheitspolitisch hochrelevanten Fragestellungen und bewertet Prozesse dabei sowohl qualitativ als auch quantitativ.

Christian O. Jacke | Frank Wild

Arzneimittelversorgung von Privatversicherten 2025

Zahlen, Analysen, PKV-GKV-Vergleich

Medizinisch Wissenschaftliche Verlagsgesellschaft

Die Autoren

Dr. biol. hum. Christian O. Jacke
WIP – Wissenschaftliches Institut der PKV
Gustav-Heinemann-Ufer 74 c
50968 Köln

Dr. Frank Wild
WIP – Wissenschaftliches Institut der PKV
Gustav-Heinemann-Ufer 74 c
50968 Köln

MWV Medizinisch Wissenschaftliche Verlagsgesellschaft mbH & Co. KG
Unterbaumstr. 4
10117 Berlin
www.mwv-berlin.de

ISBN 978-3-95466-971-4
ISSN 2702-1343

Bibliografische Information der Deutschen Nationalbibliothek
Die Deutsche Nationalbibliothek verzeichnet diese Publikation in der Deutschen Nationalbibliografie; detaillierte bibliografische Informationen sind im Internet über http://dnb.d-nb.de abrufbar.

Im vorliegenden Werk wird zur allgemeinen Bezeichnung von Personen nur die männliche Form verwendet, gemeint sind immer alle Geschlechter, sofern nicht gesondert angegeben. Sofern Beitragende in ihren Texten gendergerechte Formulierungen wünschen, übernehmen wir diese in den entsprechenden Beiträgen oder Werken.

Die Verfasser haben große Mühe darauf verwandt, die fachlichen Inhalte auf den Stand der Wissenschaft bei Drucklegung zu bringen. Dennoch sind Irrtümer oder Druckfehler nie auszuschließen. Der Verlag kann insbesondere bei medizinischen Beiträgen keine Gewähr übernehmen für Empfehlungen zum diagnostischen oder therapeutischen Vorgehen oder für Dosierungsanweisungen, Applikationsformen oder ähnliches. Derartige Angaben müssen vom Leser im Einzelfall anhand der Produktinformation der jeweiligen Hersteller und anderer Literaturstellen auf ihre Richtigkeit hin überprüft werden.

Eventuelle Errata zum Download finden Sie jederzeit aktuell auf der Verlags-Website.

Produkt-/Projektmanagement: Anna-Lena Spies, Berlin
Layout & Satz: primustype Hurler GmbH, Notzingen
Coverbild: rzaru – stock.adobe.com
Druck: ADverts printing house, Latvia
Zuschriften und Kritik an:

MWV Medizinisch Wissenschaftliche Verlagsgesellschaft mbH & Co. KG, Unterbaumstr. 4, 10117 Berlin, lektorat@mwv-berlin.de

MIX
Paper | Supporting responsible forestry
FSC® C106236

Zusammenfassung

Hintergrund. Regulatorische Unterschiede kennzeichnen die Arzneimittelversorgung von privat und gesetzlich Versicherten. Die vorliegende Studie zielt darauf ab, die Unterschiede zu benennen und die Folgen für die Arzneimittelversorgung für den 5-Jahres Zeitraum 2019 bis 2023 darzustellen.

Methoden. Als Datenbasis dienten die eingereichten Rezepte von Privatversicherten, die über die Kopfschaden-Statistik des Verbands der Privaten Krankenversicherungen (PKV) auf die gesamte PKV-Population hochgerechnet sind. Die PKV-Verordnungsdaten sind angereichert mit Variablen aus der ABDA-Datenbank. Daten zu den gesetzlich Versicherten stammen von INSIGHT Health, IQVIA und aus dem Arzneimittelverordnungs-Report bzw. der Datenbank PharmAnalyst.

Ergebnisse. Die ambulanten Arzneimittelausgaben der PKV lagen im Jahr 2023 bei insgesamt 4,5 Mrd. Euro. Dies entspricht einem Anstieg um 6,6% gegenüber dem Vorjahr. Im 5-Jahreszeitraum wuchsen die Leistungsausgaben um 27,9%. Die Ausgaben wuchsen deutlich schneller als die Packungszahlen oder Daily Defined Doses (DDD). Das Wachstum geht insbesondere von patentgeschützten Arzneimitteln aus, d.h. pharmazeutische Innovationen aus dem Bereich der Biologika. Außerdem treiben Arzneimittel zur Behandlung chronischer Erkrankungen wie Diabetes mellitus Typ 2, Krebserkrankungen, Autoimmunerkrankungen, Schlaganfallprophylaxe (DOAKs) oder koronare Herzerkrankungen die Entwicklung. Neben den Antidiabetika stechen aber vor allem die Impfstoffe hervor, von denen insbesondere die Impfung gegen Gürtelrose. Insgesamt werden nahezu 70% aller Arzneimittelausgaben der Privatversicherten für Arzneimittel mit Patentschutz oder ehemals mit Patentschutz aufgewandt. Vor diesem Hintergrund erklärt sich ein durchschnittlicher Marktanteil von 15%, der longitudinal über einen Zeitraum von 12 Jahre geschätzt werden konnte. Die größte Versorgungslast aber tragen auch weiterhin Generika in der PKV. Ihr Versorgungsanteil an der gesamten Versorgungslast (ohne OTC) beträgt mittlerweile 62,6% aller DDD. Auch andere Indikatoren zum Versorgungsanteil der Generika deuten auf eine gestiegene Effizienz in der PKV hin. Im Marktsegment der Biosimilars hingegen gibt es wenig Dynamik und die Verhältnisse zwischen PKV und GKV ähneln sich sehr stark. Insgesamt aber bleibt der Mehrumsatz durch die PKV bei den Arzneimitteln bestehen, der die überproportionale Beteiligung der PKV an den Forschungs- und Entwicklungskosten für die forschenden Arzneimittelhersteller belegt.

Fazit. Im Vergleich zur Entwicklung des allgemeinen Verbraucherpreisindexes (VPI) gab es Preissteigerungen von 17,2 Prozentpunkten in den Jahren 2019 bis 2023. Die Leistungsausgaben der PKV wuchsen vergleichsweise schnell und überproportional dazu in den letzten 5 Jahren. In der PKV flossen diese Mittel zu 70% an forschende Arzneimittelhersteller. Die Rolle der PKV als Innovationstreiber bestätigt sich erneut. Die technologische und demographische Entwicklung wird ihr übriges tun, um für weiter steigende Arzneimittelausgaben unter den Versicherten zu sorgen.

Inhalt

1 **Einleitung** 1
- 1.1 Wichtige regulatorische Änderungen (2022, 2023) 4
- 1.2 Ziel des Berichts 6

2 **Daten und Methoden** 7
- 2.1 Datenselektion 8
- 2.2 Externe Validität 9
- 2.3 Externe Datenquellen 10
- 2.4 Unterschiede zwischen PKV- und GKV-Populationen 10
- 2.5 PKV-Marktanteil nach Anzahl der Versicherten beträgt 10,5% 11
- 2.6 Verfahren der Hochrechnung 11

3 **Allgemeine Entwicklungen in der PKV** 13

4 **Entwicklung der Arzneimittelausgaben** 17

5 **Entwicklung der Verordnungen** 21
- 5.1 Pandemie-Impact und postpandemische Phase 23

6 **Entwicklung der Marktsegmente** 27
- 6.1 Verteilung der Marktsegmente 31
- 6.2 PKV-GKV-Verteilungen der Marktsegmente 33
- 6.3 Generika tragen weiterhin die größte Versorgungslast in PKV und GKV 35
- 6.4 Die PKV bleibt „Innovationsmotor“ 36
- 6.5 Methodische Limitationen 37
- 6.6 PKV und GKV mit unterschiedlichen Systemfunktionen 38

7 **Arzneimittelgruppen** 39
- 7.1 Anatomische Hauptgruppen 39
- 7.2 Therapeutische Untergruppen 41

8 **Nicht-verschreibungspflichtige Medikamente** 55
- 8.1 Merkmale von OTC 55
- 8.2 Bedeutung in der PKV 56
- 8.3 Hauptsortiment A 59
- 8.4 Randsortiment B 60

9 **Umsatzstärkste Medikamente** 63
- 9.1 Umsatzstärkste Medikamente in der PKV 63
- 9.2 PKV-Marktanteile der umsatzstärksten Arzneimittel 67

10 Neue Medikamente 71
10.1 Neue Medikamente der letzten 5 Jahre (2019 bis 2023) 71
10.2 PKV-Marktanteile neuer Arzneimittel 73

11 Generikafähige Wirkstoffe 89
11.1 Umsatzstärkste generikafähige Wirkstoffe in der PKV 92
11.2 Verordnungsstärkste generikafähige Wirkstoffe in der PKV 95
11.3 Generikaquote in PKV und GKV 96

12 Biologika und Biosimilare 99
12.1 Biosimilars 102
12.2 Wirkstoffspezifische Biosimilarquoten in PKV und GKV 105

13 Pharmaunternehmen 107

14 Mehrumsatz der PKV 115

Anhang 119
Literatur 129
WIP-Veröffentlichungen seit 2016 133
Die Autoren 136

1

Einleitung

Arzneimittel sind ein zentraler Bestandteil von medizinischen Therapien für akute und chronische Erkrankungen. Dazu gehören außerdem Diagnostika und viele präventive Maßnahmen (z.B. Impfungen) und erstrecken sich bis auf den Themenbereich der Selbstmedikation. Alle Altersgruppen und Geschlechterzugehörigkeiten profitieren von modernen pharmakologischen Interventionen, die sich in den einzelnen Marktsegmenten verorten. Dabei rückt in der öffentlichen Wahrnehmung immer mehr die gesundheitsökonomische Perspektive in den Mittelpunkt, da beispielsweise „orphan drugs", „Lifestyle"-Präparate (z.B. „Abnehmspritzen") oder Arzneimittel für neuartige Therapien (Advanced Therapy Medicinal Products, ATMP) infolge ihrer Preise die Diskussionen bestimmen [1, 2]. Es folgen politische Forderungen, um das bestehende System anzupassen und die Finanzierbarkeit der Arzneimittelversorgung aufrecht zu erhalten. Dabei ist der regulatorische Rahmen schon jetzt auf den verschiedenen Ebenen wie auch zwischen den beiden Kostenträgern der Privaten Krankenversicherung (PKV) und der Gesetzlichen Krankenversicherung (GKV) sehr komplex (s. Tab. 1).

Die Unterschiede zwischen PKV und GKV sind über alle Ebenen hinweg zahlreich und es fällt auf, dass die PKV scheinbar eine deutlich geringere Anzahl an Steuerungsinstrumenten zur Verfügung hat. Auf der Ebene der pharmazeutischen Hersteller gelten die gesetzlich verpflichtenden Rabatte nach § 130 SGB V sowie das Arzneimittel-Neuordnungs-Gesetz (AMNOG) und die daraus hervorgehenden Erstattungsbeträge. Diese Regelungen betreffen i.d.R. neue Medikamente im patentgeschützten Markt und gelten für PKV und GKV

Tab. 1 Steuerungsinstrumente in der PKV und GKV
Quelle: WIP, Arzneiverordnungs-Report 2024

Ebene	Steuerungsinstrument	PKV	GKV
Wirkung auf den Preis und die Pharmaunternehmen	Apothekenrabatt (§ 130 SGB V)	Nein	Ja
	Gesetzlicher Herstellerrabatt (§ 130a SGB V)	Ja	Ja
	■ Packungsabschlag (§ 130a SGB V)	Ja	Ja
	■ Preismoratorium (§ 130a SGB V)	Ja	Ja
	■ Generikaabschlag (§ 130a SGB V)	Ja	Ja
	AMNOG Erstattungsbeträge für neue Wirkstoffe (§ 130b SGB V)	Ja	Ja
	Kassenindividuelle Rabattverträge (§ 130c SGB V)	Zunehmend	Ja
	■ Bundling-Verträge (Generika plus Patentprodukte)	Zunehmend	Ja
	■ Verträge für patentgeschützte Arzneimittel vor Patentauslauf	Zunehmend	Ja
	■ Verträge für patentgeschützte Analogarzneimittel	Zunehmend	Ja
	■ Verträge für neue patentgeschützte Arzneimittel	Zunehmend	Ja
	Festbetrag (§ 35 SGB V)	Nein	Ja
Wirkung auf das Abgabeverhalten der Apotheken	Priorität der kassenindividuellen Rabattverträge (§ 130a SGB V)	Nein	Ja
	Quote von preisgünstigen Importarzneimitteln (§ 129 SGB V)	Nein	Ja
	Abgabe des preisgünstigen Arzneimittels (§ 129 SGB V)	Nein	Ja
	■ „Aut Idem“ für Generika	Ja*	Ja
	■ „Aut Idem“ für Biologicals und Biosimilars nach Erprobungszeit von 3 Jahren	Nein	Ja
	■ Austauschbarkeit eines Biologicals und Bioidenticals (§ 129 SGB V, Anlage 1 des Rahmenvertrags)	Nein	Ja
	Abgabe von wirtschaftlichen Einzelmengen (§ 129 SGB V)	Nein	Ja
	Rx-Preisbindung über SGB-V	Nein	Ja
	Pharmazeutische Dienstleistungen	Ja	Ja

Ebene	Steuerungsinstrument	PKV	GKV
Wirkung auf Verordnungsverhalten der niedergelassenen Ärzte	Wirtschaftlichkeitsgebot (§ 12 SGB V)	Nein	Ja
	Qualität, Humanität und Wirtschaftlichkeit (§ 70 SGB V)	Nein	Ja
	Arznei- und Heilmittelvereinbarungen (§ 84 SGB V)	Nein	Ja
	Übersicht über ausgeschlossene Arzneimittel (§ 93 SGB V)	Nein	Ja
	Verordnungsausschlüsse und -einschränkungen (§ 34 SGB V)	Nein	Ja
	Wirtschaftlichkeitsprüfung (§ 106 SGB V)	Nein	Ja
	■ Richtgrößenprüfung	Nein	Ja
	■ Leitsubstanzquoten, fachgruppenspezifische Durchschnittsgrößen und Verordnungsziele, etc.	Nein	Ja
	Praxisbesonderheiten von Arzneimitteln (§ 106b Abs. 5 SGB V)	Nein	Ja
	Arzneimittelrichtlinien (§ 92 SGB V)	Nein	Ja
	Besondere Versorgungsverträge mit Boni-Zahlungen (§ 140a SGB V)	Nein	Ja
Wirkung auf den Patienten	Zuzahlungen (§§ 60, 61 SGB V), Selbstbeteiligungen	Ja (je Tarif)	Ja
	Beitragsrückerstattungen (§ 65 SGB V)	Ja	Marginal

* basiert auf dem Prinzip der Freiwilligkeit

nahezu gleichermaßen. Unterschiede aber gibt es nach wie vor auf dem Gebiet der Rabattverträge, die erst in den letzten Jahren im größeren Stil auch in der PKV ihren Eingang gefunden haben. Die Zeitverzögerungen hängen damit zusammen, dass es für einen pharmazeutischen Hersteller schlicht keine Notwendigkeit gab, mit einer einzelnen PKV aufgrund der geringen Mengen und Umsätze einen Rabattvertrag abschließen zu müssen. Seitdem es aber Kooperationen zwischen einzelnen privaten Krankenversicherungen gibt, die sich entweder in neuen Gesellschaften (z.B. LM+) oder virtuellen Kooperationen (z.B. Innovatives Versorgungsmanagement, IVM) zusammenschlossen, hat sich dieses Bild gewandelt [3, 4].

Auf der Ebene der Apotheken ist die Austauschbarkeit von ärztlich verordneten Wirkstoffen oder Handelsprodukten eine scheinbare Gemeinsamkeit zwischen PKV und GKV. Scheinbar nur deshalb, weil ein Privatversicherter auf Nachfrage sein Arzneimittel austauschen kann, aber nicht muss. Es basiert damit auf dem *Prinzip der Freiwilligkeit* und ist weder obligatorisch noch automatisch. In der

GKV hingegen ist ein Apotheker zum Austausch verpflichtet, wenn ein gesetzlich Versicherter seine Verordnung bzw. sein E-Rezept einlösen will. Eine Vorprüfung auf einen Rabattvertrag zum gleichen Wirkstoff bzw. die Aut-idem-Regel wird dann je GKV exekutiert.

Das Verordnungsverhalten von Ärzten wird durch regulatorische Maßnahmen seitens der PKV nicht berührt. Das Wirtschaftlichkeitsgebot wie in § 12 SBG V gilt für einen Arzt im Sinne des SGB V mit damit verknüpften Regressforderungen (o.ä.) bei den durchsetzenden Instanzen der Kassenärztlichen Vereinigungen (KV) nicht. Sehr wohl muss aber für einen Privatversicherten eine therapeutische Behandlung auch medizinisch notwendig sein, um eine Erstattung der verauslagten Kosten zu ermöglichen (§ 192 VVG). Spätestens an diesem Punkt ist gut zu erkennen, dass das vorherrschende Kostenerstattungsprinzip in der PKV (statt des Sachleistungsprinzips in der GKV) insbesondere im ambulanten Versorgungsbereich seine Steuerungsmechanismen und -ansätze über die einzelnen Ebenen anders verteilt als die GKV.

Ein Schwerpunkt der PKV liegt auf der Ebene der Versicherten. Das Prinzip der Eigenverantwortung wird stärker betont und kann sich an den individuellen Präferenzen – auch im finanzielle Sinne – orientieren. Jeder Privatversicherte kann die Höhe seines Selbstbehaltes (SB) bis zu einer Höhe von 5.000 € pro Jahr selbst wählen [5]. Interessant ist die Höhe der Selbstbeteiligung in Kombinationen mit der Beitragsrückerstattung (BRE). Die Höhe der Rückerstattung eines z.B. Monatsbeitrags erfolgt, wenn innerhalb eines gesamten Jahres die Grenze des SB nicht überschritten wird und keine Versicherungsleistungen, sprich keine Rechnungen zur Erstattung, eingereicht wurden [6]. Selbstverständlich sind Variationen dieser Gestaltungsoptionen möglich und zielen darauf ab, den solidarischen Gedanken einer Tarif- und Sicherungsgemeinschaft zum Wohle der Leistungsausgaben und den daraus resultierenden individuellen Prämien nicht mehr als notwendig zu belasten. In der GKV gibt es Selbstbehalte und Beitragsrückerstattungen bislang nur im Rahmen von Wahltarifen, d.h. in sehr geringem Umfang und ist den PKV-Mechanismen sehr ähnlich. Generell aber gilt, dass die Höhe des Selbstbehalts im Rahmen der Regelversorgung für gesetzlich Versicherte nicht selbst wählbar ist. Die Höhe ist meist für das gesamte Kollektiv festgelegt (z.B. Zuzahlungen bei Arzneimitteln). In letzter Zeit gerät dieser Aspekt, aber auch die Stellschrauben auf den verschiedenen Ebenen (s. Tab. 1), immer wieder in den Fokus neuer Reformvorschläge und Gesetzesvorhaben.

1.1 Wichtige regulatorische Änderungen (2022, 2023)

In den Jahren 2022 und 2023 gab es viele Initiativen und Themen, die es nach Diskussion nicht in ein Gesetz und oder eine legislative Verordnung geschafft haben. Einige wenige und wichtige seien aber angesprochen. Denn beispielsweise im Jahr 2022 ist v.a. das Gesetz zur finanziellen Stabilisierung der gesetzlichen Krankenversicherung (GKV-Finanzstabilisierungsgesetz) aufgefallen

[7], dass auch für die PKV Bedeutung hatte. Denn das Gesetz verlängerte die Erhöhung des Herstellerrabattes von 7% auf 12% für patentgeschützte Arzneimittel. Das Preismoratorium gilt damit vorerst bis Ende 2026 und senkt den Druck auf Beitragsätze (GKV) und Prämien (PKV).

Ein weiterer Schritt betraf die Regelungen für diejenigen Medikamente, die zur Behandlung seltener Erkrankungen dienen. Die Umsatzschwelle für diese sogenannten „orphan drugs“ gilt nun bereits ab einem Umsatz von 30 Mio. € (vorher 50 Mio. €). Als Konsequenz verliert ein pharmazeutisches Produkt den Status „orphan drug“ und ist dazu verpflichtet, das reguläre Nutzenbewertungsverfahren zu durchlaufen.

Zudem erfolgte eine Verschärfung des Arzneimittelneuordnungsgesetzes (AMNOG) infolge einer Modifikation, die auf die Erstattungsbetragsregelungen abzielte. Bisher galt der Herstellerabgabepreis in den ersten 12 Monaten ab Marktzugang. Die geänderte Regelung sieht nun vor, den festgelegten Erstattungsbetrag rückwirkend ab dem 7. Monat nach Markteinführung zu definieren.

Zudem folgte das Gesetz zur Bekämpfung von Lieferengpässen bei patentfreien Arzneimitteln und zur Verbesserung der Versorgung mit Kinderarzneimitteln (ALBVVG). Es ging dabei im Wesentlichen um Lieferengpässe, für die ein entsprechendes Frühwarnsystem bei besonders versorgungskritischen Arzneimitteln entworfen werden sollte [8]. Ein Lösungsansatz bestand darin, die Bevorratungs- und Meldepflichten für Arzneimittelhersteller und Großhändler zur kurzfristigen Vermeidung von Lieferengpässen zu verlängern bzw. Meldeintervalle zu verkürzen (§ 52b AMG). Der Hintergrund dieser nationalen Änderungen basierte auf einer EU-Verordnung (2022/123), die die Rolle der Europäischen Arzneimittel-Agentur (EMA) bei der Krisenversorgung und -bewältigung in Bezug auf Arzneimittel und Medizinprodukte stärkte [9]. Die Daten der nationalen Register wiederum sind damit auf EU-Ebene verfügbar und können für die EU aggregiert und nach Ländern jeweils ausgewertet werden [10, 11].

Neben der Herstellerebene gab es aber auch Gesetze, die an der Ebene der Apotheken ansetzten. So gilt ab 2023 zunächst die optionale und dann die verpflichtende Nutzung des E-Rezepts für alle verschreibungspflichtigen Arzneimittel in der vertragsärztlichen Versorgung für gesetzlich Versicherte [12]. Dies betraf die private Krankenversicherung nicht direkt, da die Verwendung von digitalen Dokumenten freiwillig ist. Dennoch haben bereits jetzt schon viele private Krankenversicherungen Vorkehrungen getroffen und die Einreichung von eRezepten ermöglicht [13]. Interessant wird diese Entwicklung zusammen mit der der elektronische Patientenakte (ePA), die bereits Ende des Jahres für viele PKVn zur Verfügung stehen soll.

1.2 Ziel des Berichts

Der vorliegende Bericht zielt darauf ab, anhand der arzneimittelbezogenen Analysen einen Einblick in die Arzneimittelverbräuche der Privatversicherten zu geben. Im Mittelpunkt stehen die wichtigsten Marktsegmente aus dem Bereich der patentgeschützten und nicht patentgeschützten Arzneimittel in den Jahren 2019 bis 2023. Ein Augenmerk liegt auf den PKV-GKV-Vergleichen, wobei die Daten für die GKV in der Regel von INSIGHT Health und dem Arzneiverordnungs-Report (AVR) stammen. Fraglich ist, wie weit sich die Verordnungszahlen seit der präpandemischen Phase 2019 hinsichtlich der Ausgaben und Mengen bis zum Jahr 2023 entwickelt haben.

2

Daten und Methoden

Die vorliegenden Auswertungen basieren auf Datenquellen zur PKV. Die PKV-Rechenschaftsberichte sowie das PKV-Zahlenportal trägt die grundlegenden Leistungszahlen der Privaten Krankenversicherungen bei [14, 15]. Ergänzend steuert das Portal „Gesundheitsberichterstattung des Bundes" (GBE) weitere Informationen bei [16]. Diese Daten dienen der Berechnung von Aggregatzahlen und berichten über die Leistungsausgaben der eingereichten Arzneimittelrezepte und Rechnungen bei allen Privaten Krankenversicherungen in den Jahren 2019 bis 2023. Angaben dieser Datenquellen enthalten keine Leistungen, die auf die Beihilfe zurückgehen.

Zum anderen stehen die zur Kostenerstattung eingereichten Arzneimittelverordnungen/-rechnungen von insgesamt 22 privaten Krankenversicherungsunternehmen zur Verfügung. Das Wissenschaftliche Institut der PKV (WIP) pflegt diesen Datenpool mit versicherungsspezifischen und umfangreichen Maßnahmen der Datenqualitätssicherung. Die Daten beziehen sich ausschließlich auf die ambulante Versorgung und die dort entstandenen Rechnungsbeträge, die von den Privatversicherten verauslagt und später eingereicht wurden. Angaben aus dieser Datenquelle enthalten Abzüge aus diversen Rabatten (gesetzlicher Herstellerabschlag, etc.), nicht aber unternehmensindividuellen Rabatten. Die tatsächliche Höhe der Erstattungen, d.h. der Leistungsbeträge, können mit Daten aus dieser Quelle nicht abgebildet werden. Die Erstattungsbeträge der Beihilfe sind aus den gemeldeten Daten heraus nicht einsehbar.

Arzneimittel, die während eines stationären Aufenthaltes (beispielsweise im Krankenhaus oder während einer stationären Rehabilitation) in Anspruch genommen wurden, sind nicht in den folgenden Analysen enthalten. Gleiches gilt für Arzneimittelverordnungen, die Privatversicherte *nicht* zur Kostenerstattung einreichen. Diese Ausgaben entziehen sich den vorliegenden Analysen.

2.1 Datenselektion

Die Rohdaten des WIP-Arzneimittelprojektes im Zeitraum 2019 bis 2023 erfassen insgesamt 369,6 Mio. Datensätze. Dieser Datensatz ist nach der einreichungsorientierten Methode zusammengestellt [17]. D.h. die Summe der in Anspruch genommenen Ressourcen (Utilization *U*[*r*]) umfasst alle medizinischen Sach- und Dienstleistungen (*r*), die in einem Jahr zur Kostenerstattung eingereicht wurden. Es gilt

$$U(r)_e = \sum_{t|e}^{T} (r_{t|e} + r_{t-1|e} + r_{t-2|e} + \ldots + r_{T|e} + ne_{T|e}),$$

wobei die im Einreichungsjahr *e* eingereichten Rechnungen über Sach- und Dienstleistungen berichten, die auch ein, zwei oder mehrere Kalenderjahre (t bis *T*) zurückliegen können. Hinzugezählt werden müssen zudem Leistungen, die zur Erstattung bei einer PKV nicht eingereicht (*ne*) werden [17]. Um methodisch bedingte Schwankungen in den Daten zu vermeiden, gingen nur die Daten von 17 Versicherungen ein, die Daten zu ihren Versicherten über die Jahre 2019 bis 2023 melden konnten. Nach diesem Selektionsschritt verblieben insgesamt 340,5 Mio. Beobachtungen, die in die Analysen eingingen. Der Selektionsprozess und die jahresbezogenen Verteilungen zeigt die Abbildung 1.

Jahr	Grundgesamtheit	PKV-Index
2019	73,5 Mio.	68,8 Mio.
2020	72,3 Mio.	67,6 Mio.
2021	68,9 Mio.	64,1 Mio.
2022	72,6 Mio.	67,4 Mio.
2023	82,7 Mio.	72,6 Mio.
Summe	**369,6 Mio.**	**340,5 Mio.**

Abb. 1 Datenselektion und zeitliche Verteilungen
Legende: Datenbankstand vom 03.02.2025
Quelle: WIP

Die genannten Beobachtungen repräsentieren Rechnungen, die in den aufgeführten Jahren bei den privaten Krankenversicherungen eingereicht wurden. Das bedeutet, dass viele Verordnungen im gleichen Jahr in Anspruch genommen wurden. Derzeitige Schätzungen gehen von durchschnittlich 75% pro Jahr aus [18]. Die übrigen Verordnungen stammen aus den Vorjahren und können bis zu 10 Jahre zurückgehen. Aus diesem Grund können sich die vorliegenden Daten auf einen sehr langen Berichtsraum beziehen.

2.2 Externe Validität

Ein Vergleich der vorliegenden Stichprobe von 17 Mitgliedsunternehmen mit der PKV-Grundgesamtheit anhand ausgewählter demographischer und vertraglicher Merkmale offenbart einen hohen Grad an Überreinstimmung. Die datenmeldenden 17 PKV-Unternehmen repräsentieren 7,2 Mio. von 8,7 Mio. der PKV-Versicherten und beschreiben einen Anteil von 82,7%. Das Auswahlverfahren zeigt im Vergleich zu den Vorjahren eine stabile Entwicklung und lässt gültige Aussagen über die PKV-Versicherungsgemeinschaft durchaus zu. Von einer hohen externen Validität ist auszugehen.

Diese Annahme stützt sich auf weitere Auswertungen zu soziodemographischen Merkmalen. So sind in der Stichprobe insgesamt 57,0% Männer vertreten. Außerdem sind 54,1% Personen in einem Beihilfetarif abgesichert. Im Laufe der letzten Jahre ist der Anteil der Männer gesunken. Der Anteil der Beihilfeversicherten ist geringfügig gewachsen. Das mittlere (mediane) Alter in der Stichprobe beträgt wie in der Grundgesamtheit 52,0 Jahre, bei Männern 53 Jahre und bei Frauen 47 Jahre. Diese Kennzahlen sind sehr nah an den Merkmalen, die die Zielpopulation der Privatversicherten charakterisiert. Die Tabelle 2 zeigt die Merkmalsausprägungen im Vergleich.

Tab. 2 Externe Validität der PKV-Stichprobe 2023
Quelle: WIP, PKV-Zahlenportal

	PKV-Stichprobe	PKV-Grundgesamtheit
PKV-Unternehmen	17	36*
Versichertenzahl	7,2 Mio.	8,7 Mio.
■ davon männlich	57,0%	57,8%
■ davon Beihilfeversicherte	54,1%	51,9%
Medianes Alter in Jahren	52,0	52,0

* Von 48 Mitgliedsunternehmen bieten 12 nur Zusatzversicherungen an.

2.3 Externe Datenquellen

Die ausgewerteten Daten zur Arzneimittelversorgung in der PKV werden mit Daten der GKV verglichen. Die Arzneiverordnungsdaten der GKV (Umsatz- und Verordnungszahlen) sind dem Arzneiverordnungs-Report (AVR) 2023 und früherer Jahrgänge entnommen [19–24]. Der AVR dokumentiert die Ergebnisse einer Vollerhebung der Arzneimittelverordnungen in der GKV bis zum Jahr 2023. Es handelt sich hierbei im Wesentlichen um Fertig- und Rezepturarzneimittel. Detaillierte Daten zu den einzelnen Arzneimitteln oder Wirkstoffen liegen für die 3.000 verordnungshäufigsten Medikamente vor. Hiermit werden über 95% aller Verordnungen und 90% aller Nettokosten in der GKV im Arzneimittelbereich abgedeckt. Keine detaillierten Angaben sind dementsprechend für Medikamente mit niedrigen Verordnungszahlen, für Präparate zur Behandlung seltener Erkrankungen („orphan drugs") und für nicht-verschreibungspflichtige Medikamente (da diese nur in Ausnahmefällen in der GKV erstattungsfähig sind) verfügbar.

Da im AVR kleinere Packungszahlen (< 3.000 Verordnungen) nicht berichtet werden, können die von INSIGHT Health zur Verfügung gestellten GKV-Daten über neue Medikamente und Wirkstoffe Auskunft geben. Es geht dabei um Substanzen, die den AMNOG-Prozess seit 2011 durchliefen. Diese Daten beziehen sich analog zu den PKV-Daten auf die Betrachtungszeiträume 2019 bis 2023. INSIGHT Health erhebt die GKV-Verordnungsdaten für die Fertigarzneimittel direkt bei den Apothekenrechenzentren auf der Basis von Rezeptabrechnungen. Zubereitungen, Hilfsmittel und nicht-verschreibungspflichtige Arzneimittel werden nicht erfasst. Im Gegensatz zum AVR erlaubt der INSIGHT Health Datensatz gezielte Analysen für den Verbrauch und Bedarf von neuen Medikamenten und Wirkstoffen mit niedrigeren Verordnungszahlen.

2.4 Unterschiede zwischen PKV- und GKV-Populationen

Die Anzahl der GKV-Krankenkassen ist weiter rückläufig. Im Jahr 2023 betrug die Anzahl der Krankenkassen insgesamt 96, die insgesamt 74,3 Mio. Personen administrierten [25].

Tab. 3 Versichertenstruktur in der GKV im Jahr 2023
Quelle: (1) GKV-Spitzenverband (2023), (2) BMG KM1: Position 12099 (2023), (3) Bundesamt für soziale Sicherung (BAS): GKV-Ausgabenprofile

Merkmal	GKV
Krankenkassen (1)	96
Versichertenzahl (2)	74,3 Mio.
■ davon männlich	48,2% (35.805.910)
Medianes Alter in Jahren (3)	44,0

Weitere Unterschiede betreffen die Versichertenzahl und die Versichertenstruktur der GKV. Der Anteil männlich Versicherter in der GKV ist mit 48,2% deutlich niedriger als in der PKV mit 57,8% (s. Tab. 3). Entsprechend ist der Anteil weiblicher Versicherter in der GKV mit 51,8% weitaus höher als in der PKV mit 42,2%. Insgesamt unterscheiden sich die GKV- und PKV-Populationen um gute 10 Prozentpunkte, durch mehr Männer und weniger Frauen in der PKV. Hinzu kommen die Altersunterschiede. Im Median ist die GKV durchschnittlich 8 Jahre jünger als die PKV-Population. Diese Altersunterschiede verursacht die männliche Population mit einem medianen Alter von 42 Jahren in der GKV (PKV 53 Jahre). Das mittlere Alter der weiblichen Subpopulation ist mit 47 Jahren jeweils gleich in der GKV und PKV.

2.5 PKV-Marktanteil nach Anzahl der Versicherten beträgt 10,5%

Anhand der Versichertenzahlen aus GKV und PKV lässt sich der PKV-Marktanteil nach Versicherten ableiten. Im Jahr 2023 betrug die Anzahl der PKV-Vollversicherten insgesamt 8,7 Mio. Personen [14]. Im Vergleich zum Vorjahr ist der Bestand zum Jahresende um 49.600 Personen oder +0,03% gestiegen. Die Anzahl der gesetzlich Versicherten betrug im Jahr 2023 insgesamt 74,3 Mio. Versicherte, was eine Veränderung von 0,86% im Vergleich zum Vorjahr bedeutete. Aus den Versichertenzahlen von PKV und GKV ergibt sich ein PKV-Marktanteil von 10,5% im Jahr 2023. Gegenüber dem Jahr 2021 ist eine geringfügige Verschiebung (2021: 10,6% PKV-Marktanteil) erkennbar.

Der PKV-Marktanteil errechnet sich stark vereinfachend aus den Versicherten-Populationen der GKV und der PKV. Tatsächlich aber ist bekannt, dass Gruppen der „Nicht-Versicherten" und der „Sonstigen-Versicherten" existieren. Über deren Größe und Tendenzen gibt es jedoch widersprüchliche Angaben, da Datenquellen (z.B. Mikrozensus, Stichprobenbefragungen) unterschiedlichen Selektionsmechanismen und Abgrenzungsschwierigkeiten unterliegen. Der im fortfolgenden verwendete 10,5% PKV-Marktanteil ist daher als Näherung an die wahren Verhältnisse in der Bevölkerung zu verstehen. Der Marktanteil dient später als Hilfskriterium, um stark vereinfachend eine über- oder unterproportionale Beteiligung der PKV an den verschiedenen Arzneimitteln in den jeweiligen Marktsegmenten zu erkennen. Die besser geeigneten jeweiligen Prävalenzangaben zu den PKV- und GKV-Populationen liegen derzeit nicht vor und können daher nicht als Kriterium dienen.

2.6 Verfahren der Hochrechnung

Das Hochrechnungsverfahren basiert auf einem Warenkorb, der aus den immer gleichen Versicherungen bzw. Projektteilnehmern besteht. Das gebundene Hochrechnungsverfahren variiert damit nicht in der Zahl der Projektteilnehmer, was bei zeitabhängigen Analysen zu Verzerrungen führen kann.

Der Algorithmus sieht vor, die individuellen Rechnungsbeträge der einzelnen Packungen bzw. Positionen aus der ABDA-Datenbank auszuwählen, zu aggregieren und anhand der relativen Verteilungen auf die Gesamtsumme der Rechnungsbeträge zu skalieren. Der Skalierungswert errechnet sich anhand der durchschnittlichen Kopfschäden je Alter, Geschlecht und des Tarifmerkmals (Vollversicherter, Beihilfe). Auf diese Weise bleibt die Zusammensetzung des Warenkorbs unberührt und die Verhältnisse der Alters- und Geschlechterstruktur der gesamten PKV können auf die Stichprobe der datenmeldenden PKV-Unternehmen übertragen werden. Da die Kopfschaden-Statistik in unregelmäßigen Abständen aktualisiert wird, können sich Abweichungen zu den Vorjahresberichten ergeben. Der hier wiedergegebene Stand reflektiert den Datenbankstand vom 3. Februar 2025 mit den Kopfschäden vom 19. Juli 2024.

Die in der vorliegenden Studie angegebenen Ausgaben/Umsätze entsprechen den Werten je Privatversicherter. Eine Aufteilung nach den Kostenträgern PKV, Beihilfe bzw. Selbstbeteiligung der Privatversicherten erfolgt nicht. In Ausnahmefällen wird auf die Rolle der Beihilfeträger verwiesen. Damit unterscheidet sich das methodische Vorgehen zur Gewinnung der Schätzwerte nur in Nuancen von den Angaben der letzten Jahre [41–43].

3

Allgemeine Entwicklungen in der PKV

Das PKV-Zahlenportal sowie der Datenpool der Gesundheitsberichtserstattung des Bundes (GBE) geben Auskunft über die Versicherungsleistungen der privaten Kranken- und Pflegeversicherung (PKV, PPV). Die Zeitreihen reichen bis 1988 zurück und berichten über die historische Entwicklung der nominalen Leistungsausgaben der PKV. In den letzten 5 Jahren ist die Gesamtleistung von 35,9 Mrd. € (2019) auf 41,3 Mrd. € angewachsen. Darunter befinden sich die Positionen der Privaten Krankenversicherung, deren Leistungsausgaben von 28,5 Mrd. € (2019) auf 33,2 Mrd. € (2023) anwuchsen. Die Abbildung 2 schlüsselt die einzelnen Positionen genauer auf.

Den größten Ausgabenblock verursachen ambulante Leistungen mit Ausgaben von 15,9 Mrd. € (2023). Diese Leistungen fallen höher aus als im stationären Sektor mit 9,5 Mrd. € (2023). Zahnleistungen folgen mit 5,2 Mrd. € (2023). Leistungen zum Krankentage- und Krankenhaustagegeld blieben über den Betrachtungszeitraum 2019 bis 2023 auf ähnlichem Niveau und ohne größere Veränderungen.

Die größten Veränderungen in den letzten 5 Jahren zeigte die ambulante Versorgung mit 2,8 Mrd. € Mehrausgaben bzw. mit einer Ausgabensteigerung von 21,6%. Im stationären Sektor kamen in den letzten 5 Jahren 1,0 Mrd. € hinzu bei einer Ausgabensteigerung von 12,1%. Diese Entwicklung wurde lediglich von den Zahnleistungen mit 15,7% übertroffen, wenn auch das Niveau und die absolute Ausgabensteigerung von 0,7 Mrd. € etwas geringer ausfallen.

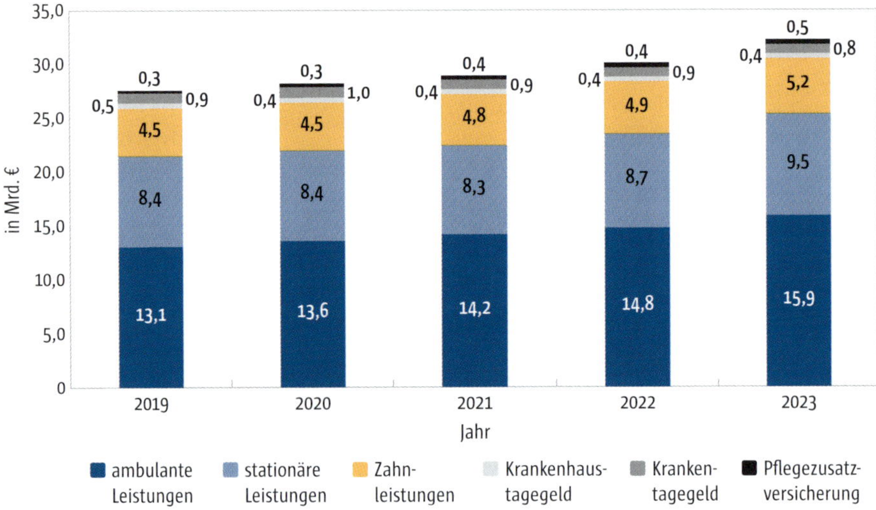

Abb. 2 Leistungsausgaben in Mrd. € in der PKV
Quelle: Gesundheitsberichterstattung des Bundes, PKV-Zahlenportal, PKV-Zahlenbericht 2024

Die Positionen Krankenhaustagegeld und Krankentagegeld deuten nicht an, dass sich etwas an der Krankheitsschwere bzw. Krankheitsdauer verändert hat. Diese Leistungsausgaben sind eher unverändert geblieben bzw. eher tendenziell sinkend. Augenscheinlich steigt mit dem medianen Alter (s. Tab. 4) die Krankheitslast, die zunehmend von der ambulanten Versorgung adressiert wird. Insofern ist ein detaillierter Blick in das ambulante Versorgungsprofil relevant.

Die Ausgaben der ambulanten Leistungen verliefen über die letzten 5 Jahren hinweg nicht einheitlich. Während es von 2019 bis 2022 üblicherweise Steigerungen zwischen 4,0% und 4,3% gegenüber dem jeweiligen Vorjahr gab, zeigte die Veränderung der Leistungsausgaben einen sprunghaften Anstieg von 7,7%

Tab. 4 PKV-Leistungsausgaben im ambulanten Versorgungssektor (in Mrd. €)
Quelle: Gesundheitsberichterstattung des Bundes, PKV-Zahlenportal

	Jahre				
Sektor	2019	2020	2021	2022	2023
Ambulante Leistungen	13,1	13,6	14,2	14,8	15,9
■ Arztkosten ambulant	6,8	7,0	7,2	7,4	8,0
■ Heilpraktikerbehandlung	0,3	0,3	0,3	0,3	0,3
■ Arzneien und Verbandmittel	3,5	3,8	4,0	4,2	4,5
■ Heilmittel	1,1	1,2	1,2	1,3	1,4
■ Hilfsmittel	1,1	1,1	1,1	1,1	1,2
■ Sonstiges	0,3	0,3	0,4	0,4	0,4

von 2022 auf 2023. Über den 5-Jahreszeitraum kommt es daher zu einer Steigerung der Leistungsausgaben von 2,8 Mrd. € bzw. 21,6%.

Welche der Positionen zeigte aber solche Leistungssteigerungen? Über den 5-Jahreszeitraum fallen die Arzthonorare mit 18,5% (+1,3 Mrd. €) und Heilmittel mit 21,3% (+0,2 Mrd. €) auf, verweisen aber auf unterproportionale Entwicklungen. Einzig die Leistungsausgaben für Arznei- und Verbandsmittel wuchsen mit 27,9% (+1,0 Mrd. €) überproportional im Vergleich zur allgemeinen PKV-Ausgabenentwicklung von 21,6%. Aber auch im Vergleich zum allgemeinen Verbraucherpreis-Index (VPI) sind die Ausgabensteigerungen als überproportional zu bezeichnen. Denn die allgemeine Preissteigerung betrug 17,2 Prozentpunkte [26].

Die zeitlichen Entwicklungen können diese Effekte gut erklären. Die Arzthonorare bewegten sich meist auf einem Veränderungs-Niveau zwischen 2,7% und 3,8% (2019 bis 2022). Im Jahr 2023 hingegen gab es einen Sprung von 7,6%. Der allgemeine VPI änderten sich nur um 5,9%, was auf einen Mehrbedarf in der ambulanten Versorgung hindeutet. Mit dem Pandemieende im Jahr 2023 erfolgten mehr Inanspruchnahmen und Einreichungen, was zu diesem Mehrbedarf im Vergleich zu den Vorjahren führt.

Derart stark steigende Effekte gibt es noch im Vorjahresvergleich 2022/2023 bei den Heilpraktikerbehandlungen (7,9%), Heilmitteln (8,3%) und Hilfsmitteln (8,5%), wenn auch auf einem eher niedrigen Niveau. Die Arznei- und Verbandsmittel hingegen zeigten nach einer pandemiebedingten, verlangsamten Ausgabensteigerung in den Jahren 2021 und 2022 (jeweils ca. 5,9%) einen eher moderaten Anstieg zwischen 2022/2023 mit 6,6%. Kurzfristig tragen die Arznei- und Verbandsstoffe eher einen unterproportionalen Anteil bei. Aus längerfristiger Sicht von 5 Jahren hingegen tragen die Arznei- und Verbandsstoffe überproportional zu den Leistungsausgaben in der PKV bei.

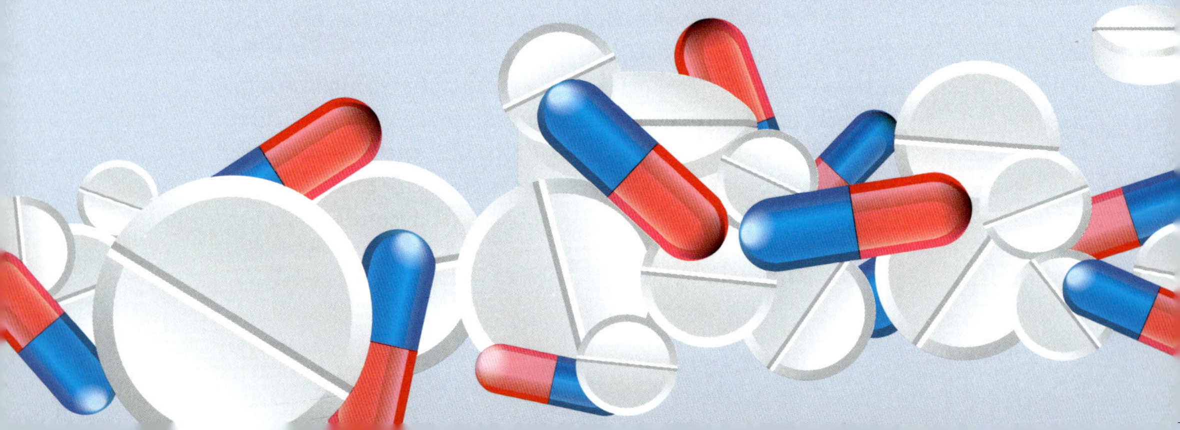

4

Entwicklung der Arzneimittelausgaben

Die Leistungsbeträge für Arznei- und Verbandmittel im ambulanten Setting wuchsen von 3,524 Mrd. € im Jahr 2019 auf 4,508 Mrd. € im Jahr 2023 (s. Abb. 3). Die prozentualen Veränderungen zum jeweiligen Vorjahr zeigen, dass die COVID19-Pandemie die Ausgabensteigerungen erst zeitverzögert (um ein Jahr) wiedergibt. Im ersten Pandemiejahr 2021 sanken die Leistungsausgaben prozentual auf 7,0%, während „der volle" Effekt erst im Jahr 2021 und 2022 mit jeweils 5,9% zu beobachten ist. Mit dem Jahr 2023 ist ein schnellerer Anstieg von 6,6% im Vergleich zum Vorjahr aber bereits gut zu erkennen.

In diesem Zusammenhang stellt sich die Frage, wie sich die mittel- bis langfristigen Verläufe darstellen. Denn mit einer älter werdenden Population ist mit höherem Krankheits- und Medikationsbedarf zu rechnen, insbesondere dann, wenn neue Services und Früherkennungsprogramme die unbehandelte Prävalenz von chronischen Erkrankungen absenken können. Die Hoffnung, damit die Krankheitsprogression zu verlangsamen und ein Bewusstsein für mehr Eigenverantwortung bei den betroffenen Personen zu erzeugen, ist durchaus berechtigt. Ein 5-Jahres-Vergleich der arzneimittelbezogenen Leistungsausgabensteigerungen kann dabei helfen, die mittel- bis langfristigen Ausgabensteigerungen abzuschätzen. Die Abbildung 4 zeigt die „gleitenden 5-Jahresdurchschnitte" für die Jahre 2011 bis 2023.

Die 5-Vorjahres-Veränderungen zeigen einen eindeutig wachsenden Trend, der oberhalb der durchschnittlichen 20 Prozentmarke liegt, d.h. die PKV sieht sich einem Ausgabenanstieg von durchschnittlich 4,1% pro Jahr ausgesetzt.

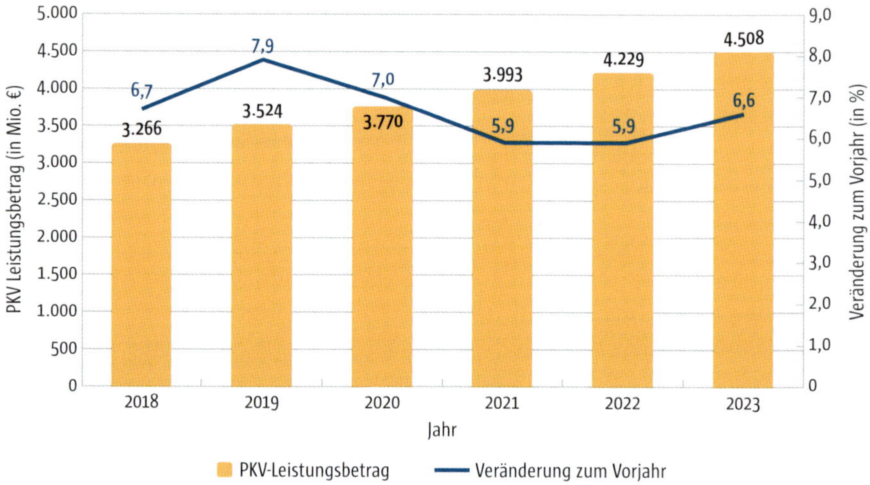

Abb. 3 Arzneimittelbezogene Leistungsbeträge (in Mio. €) und prozentuale Veränderungen zum Vorjahr in der PKV
Quelle: PKV-Zahlenportal

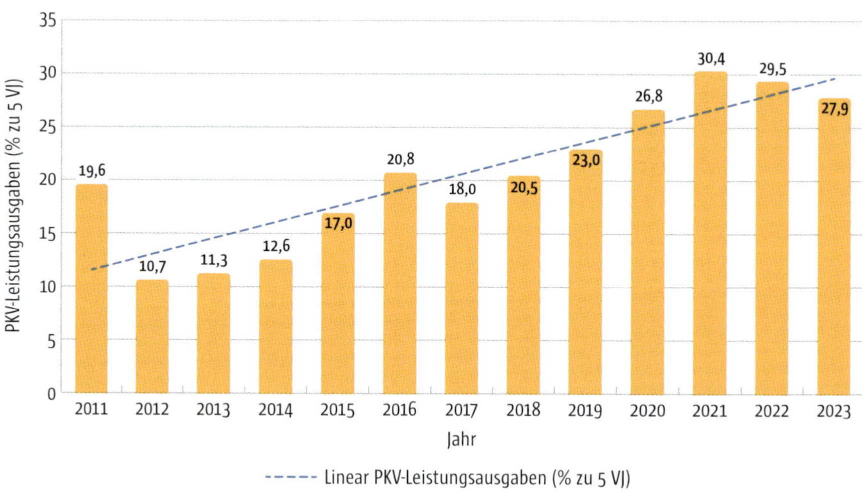

Abb. 4 Durchschnittliche 5-Jahres-Veränderung der arzneimittelbezogenen Leistungsbeträge (5-Jahres-Intervall)
Quelle: PKV-Zahlenportal

Im Laufe der letzten zehn Jahre haben sich diese Veränderungen nahezu verdreifacht. Neben den darin enthaltenen größeren pharmazeutischen Bedarfen einer älter werdenden Population spiegeln sich in dieser Entwicklung auch die medizinisch-technischen Innovationen wider, die seit 2011 zu einer weiteren Verbesserung der Arzneimittelversorgung beigetragen haben.

Neben den bereits diskutierten Ursachen (s.o.) ist hier sicher noch die Versichertenpräferenz zu nennen. Gemeinsam mit dem Arzt (engl. shared decision making) ist es möglich, die am besten geeignete pharmakologische Therapie auszuwählen. Dass dabei dann neuere und innovative Medikamente als Mittel der Wahl angesehen werden, hat auch mit den Darreichungsformen oder der besseren Verträglichkeit bzw. dem Nebenwirkungsprofil von Innovationen zu tun. Zudem dürfen auch ehemals patentgeschützte Medikamente bei guter Verträglichkeit weiter genutzt werden, ohne den Versicherten zu einem anderen (günstigeren) Wirkstoff zu zwingen. Dies ist ein zentrales Kennzeichen der Privaten Krankenversicherung. Die Freiwilligkeit und Entscheidungssouveränität des Privatversicherten bleibt bei der Frage der Arzneimittelwahl unberührt.

Abschließend sei nicht unerwähnt, dass die Kurve der tatsächlichen Leistungsausgaben überschätzt ist. Die gesetzlich vereinbarten Rabatte, die auch für die PKV gelten, sind in den bisher genannten Beträgen noch enthalten. Diese können PKV-Unternehmen seit 2011 als gesetzlichen Herstellerrabatt bei den Pharmaunternehmen einfordern[1]. Die PKV-Leistungsausgaben reduzierten sich um 126,1 Mio. € (2019), 126,5 Mio. € (2020), 120,7 Mio. € (2021), 122,0 Mio. € (2022) und 136,1 Mio. € (2023). Werden hierzu noch die theoretischen Einsparungen bei den Beihilfeträgern hinzugerechnet, ergibt sich ein Gesamtbetrag von 221,0 Mio. € (2019), 217,6 Mio. € (2020), 206,1 Mio. € (2021), 195,9 Mio. € (2022) und 216,4 Mio. € (2023). Die Entwicklung der Sparsummen geht allein auf die verbrauchsabhängige Berechnung der Rabatte zurück. Versicherungsspezifische Rabattverträge der einzelnen Krankenversicherungen mit pharmazeutischen Herstellern sind nicht berücksichtigt. Sie können aus methodischen und wettbewerbsrechtlichen Gründen nicht mit in die Betrachtungen einbezogen werden.

1 Der gesetzliche Herstellerrabatt für Privatversicherte wird von der Zentralen Stelle zur Abrechnung von Arzneimittelrabatten (ZESAR) bei den Pharmaunternehmen eingefordert. Je nach Tarif (Normaltarif oder Beihilfetarif) wird dieser Rabatt dann von ZESAR an das jeweilige PKV-Unternehmen bzw. die Beihilfestelle ausgezahlt. Für Arzneimittelrechnungen, die der Privatversicherte nicht zur Kostenerstattung einreicht, wird kein Herstellerrabatt fällig. Bei der Berechnung der Höhe des gesetzlichen Herstellerrabattes wurde unterstellt, dass alle Pharmaunternehmen ihrer Zahlungsverpflichtung gegenüber der zentralen Einzugsstelle der PKV ZESAR auch nachkommen. Der gesetzliche Herstellerrabatt auf Medikamente in Zubereitungen können weder die Krankenversicherungen einfordern noch mit den WIP-Daten ermittelt werden.

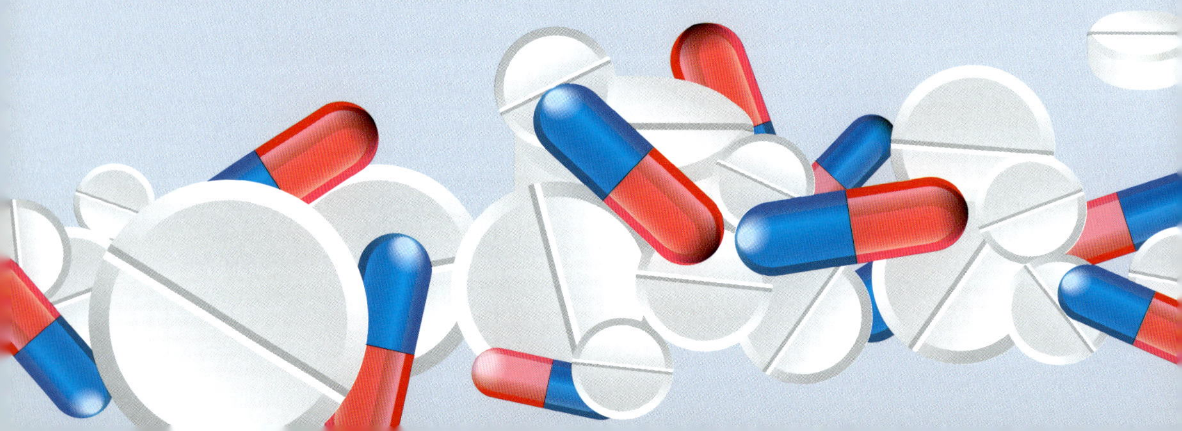

5

Entwicklung der Verordnungen

Die PKV-Leistungsausgaben hängen maßgeblich vom Bedarf, der Inanspruchnahme *und* dem Einreichungsverhalten der Privatversicherten ab. Sämtliche nicht-monetäre Rechengrößen sind jedoch in den offiziellen Datenquellen, wie PKV-Zahlenportal oder Gesundheitsberichtserstattung des Bundes (GBE), nicht verfügbar. Es bedarf der WIP-Arzneimitteldatenbank, die von den PKV-Projektteilnehmern gespeist wird. Die Verwendung dieser Daten bedeutet, auch den Standpunkt zu verändern und die Sichtweise zu verbreitern. Die PKV-zentrierte Sicht öffnet sich für den Standpunkt der PKV-Versicherten. Damit einhergehend verändert sich die berichtete Kennzahl, d.h. an die Stelle des PKV-Leistungsbetrags tritt der Rechnungsbetrag, den der Privatversicherte vorläufig und vor Verrechnung mit PKV und ggf. Beihilfe trägt. Diese Datenquelle bildet die Grundlage aller folgenden Analysen.

Mit diesem Perspektivenwechsel können auf Basis der durchschnittlichen Packungspreise und der durchschnittlichen Tagesdosis einer Erhaltungstherapie (Defined Daily Dose, DDD) die Mengenkomponenten im Rahmen einer gebundenen Hochrechnung geschätzt werden. Beide Kennzahlen haben ihre Berechtigung, da zum Beispiel nur Packungen bezahlt werden (im Gegensatz zu DDDs). Allerdings sind Packungen verschieden groß und enthalten unterschiedliche Wirkstoffmengen, sodass die Packungsperspektive eine verzerrte Sicht auf den Bedarf und Verbrauch geben kann. Die DDD-Kennzahl kann dieses Defizit aufheben, auch wenn die Berechnungsalgorithmen („Mapping“) auf PZN-Ebene nicht alle Substanzen und Darreichungsformen einschließen [48]. Die hier verwendeten „Übersetzungen“ von

PZN-basierten Packungsangaben in DDD stammen von IQVIA und erfahren eine laufende Aktualisierung.
In der Gesamtschau zeigt die Abbildung 5 die regellos schwankenden Verordnungszahlen. In den Jahren 2011 bis 2013 liefert der wachsende Packungsbedarf von 92,0 Mio. auf 96,8 Mio. Packungen eine weitere Erklärung für den zuvor skizzierten Anstieg der Leistungsausgaben. In den Jahren 2017 bis 2018 ist ebenfalls ein solcher Anstieg der Packungszahlen von 93,2 Mio. auf 95,8 Mio. zu erkennen. Im weiteren Verlauf nach 2018 aber ist ein sinkender Bedarf an Packungen zu erkennen, der sich im Jahr 2022 mit bislang 87,0 Mio. Packungen den bisher niedrigsten Stand von eingereichten Packungen reflektiert. Mit dem Jahr 2023 ist ein starker Anstieg der Packungen von 5,8 Mio. Packungen zu erkennen. Die seit 2019 verfügbare Kennzahl der DDDs gibt einen vergleichbaren Verlauf wieder. Diese Beobachtung schließt aus, dass an die Stelle vieler kleiner Packungen mit geringen Wirkstoffmengen mehr große Packungen mit hoher Wirkstoffstärke traten. Insofern ist die tatsächlich eingereichte und abgerechnete Arzneimittelmenge im Laufe der Pandemie (2020–2021) gesunken. Diese Tendenz ist aus Sicht der DDD etwas verzerrt und überschätzt, da die mit Zubereitungen/Rezepturen abgegebenen Mengen aufgrund fehlender Datengrundlagen nicht in DDD-Einheiten „übersetzt" werden können.

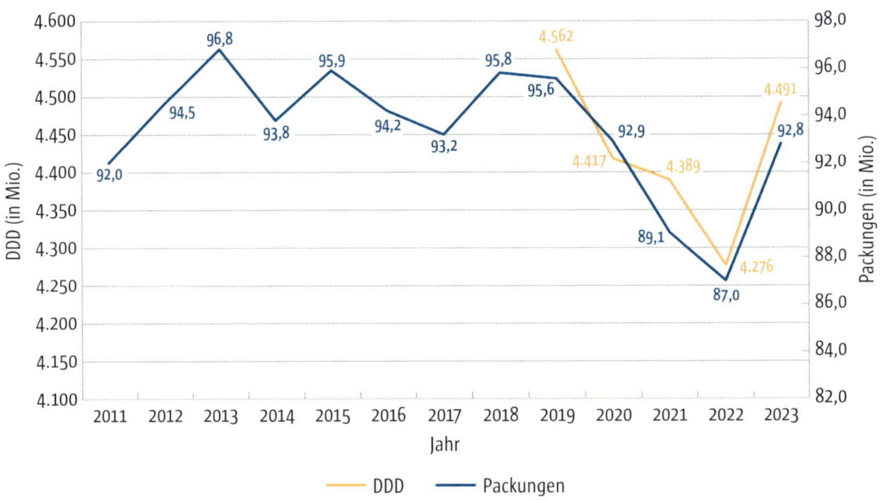

Abb. 5 Mengenentwicklung in Packungen und durchschnittliche Tagesdosen (DDD) bei Privatversicherten
Legende: Alle Arzneimittel und Nicht-Arzneimittel, Datenbankstand vom 31.01.2023, Kopfschäden vom 09.07.2024, ohne Zubereitungen
Quelle: WIP

5.1 Pandemie-Impact und postpandemische Phase

Mit den kontinuierlich steigenden Rechnungsbeträgen gehen rückläufige Verordnungsmengen in den Jahren 2020 bis 2022 einher (s. Abb. 5). Wie aber ist das möglich? Da es in der PKV das Kostenerstattungsprinzip, Selbstbehalte und Beitragsrückerstattungen gibt, kann es infolge von Verordnungen aus früheren Abrechnungsperioden zu Verzerrungen in den Daten kommen. Diesen „Auswahlfehler" kann man adressieren, indem nur die in Anspruch genommenen und abgerechneten Verordnungen eines Jahres in die Analyse eingehen. Die Abbildung 6 zeigt die Entwicklung für die rezeptpflichtigen Arzneimittel.

Die Abbildung 6 zeigt die Anzahl der bezogenen Packungen (Ordinate) in Abhängigkeit der jeweiligen Kalenderwoche für die Jahre 2019 bis 2023. Die Zahlen beziehen sich auf den PKV-Index vor Hochrechnung. Im Mittelpunkt stehen die Verläufe der zur Abrechnung eingereichten Verordnungen, die hier die Inanspruchnahme reflektiert. Das Referenzjahr 2019 zeigt einen „normalen" Verlauf der Inanspruchnahme, d.h. mit Jahresbeginn gibt es einen leicht abschüssigen Trend bis zum Jahresende. Die sinkende Inanspruchnahme ist nicht mit Unterversorgung o.ä. zu verwechseln, weil die dazugehörigen Daten nicht in die Analyse eingingen [17].

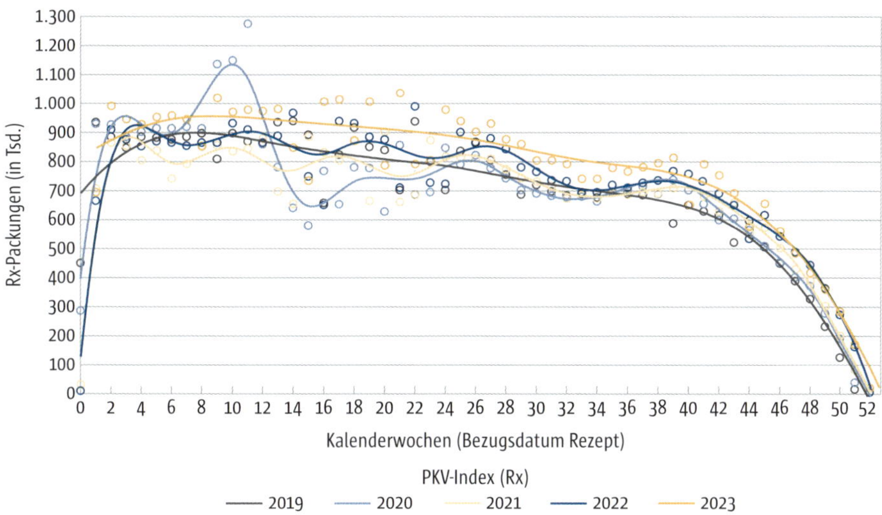

Abb. 6 Entwicklung der rezeptpflichtigen Packungen nach Kalenderwochen sowie Einreichungs- und Bezugsjahr
Legende: Penalized B-spline Regressionskurve, ohne Zubereitungen, nach Bezugsjahr und gleichem Einreichungsjahr, nicht auf PKV-gesamt hochgerechnet, Datenbankstand vom 03.02.2025
Quelle: WIP

Das Pandemiejahr 2020 weicht von diesem Muster ab. Zu erkennen ist der Anstieg zu Beginn des Jahres, der ab Kalenderwoche 6 stark ansteigt. In dieser Zeit traf nicht nur die erste Corona-Welle auf Deutschland, sondern es wurden ebenfalls die ersten Sorgen zu Lieferkettenproblemen und Arzneimittelengpässen öffentlich geäußert. Die daraufhin einsetzenden „Hamsterkäufe", bei u.a. chronischen Erkrankten, sind aus dieser Sicht erkennbar und in Anbetracht der damaligen Ungewissheit rational. Davon zu unterscheiden ist der Bevorratungseffekt von schmerz- und entzündungshemmenden Wirkstoffen wie Paracetamol oder Ibuprofen, mit denen sich die Versicherten eindeckten und für Ausverkäufe bzw. Lieferprobleme sorgten [49–53]. Diese Bevorratungseffekte führten in der Folge zu einem massiven Rückgang ab der Kalenderwoche 10, ungefähr dem Zeitpunkt, an dem die höchste Sterblichkeit der ersten Corona-Welle in Deutschland zu registrieren war [54–56].

In den Folgejahren 2021 und 2022 nähern sich die Inanspruchnahmeprofile wieder dem „Normalverlauf" des präpandemischen Jahres 2019, wenn auch deutlich mehr Schwankungen über das Jahr verteilt zu beobachten sind. Im Jahr 2023 hingegen, der pinken Linie, zeichnet sich der in den Leistungsausgaben auch ersichtliche und wachsende Trend eines höheren Bedarfs deutlich ab. An diesem „schichtweise" aufgetragenen Mehrbedarf können die allgemeinen Trends der zunehmenden Alterung, der wachsenden Morbidität und Polymedikation bzw. Medikalisierung abgelesen werden.

Eine methodische Einschränkung dieser beschreibenden Statistik gibt es. Der Umfang der Daten bezieht sich auf durchschnittlich 75% aller Verordnungen eines Jahres [17]. Insbesondere im *letzten Quartal eines Jahres liegt keine zuverlässige Information* über die Inanspruchnahme oder die pharmazeutische Versorgung von Privatversicherten vor. Die Jahresvergleiche sind aber dennoch zulässig, weil alle Daten nach dem gleichen Auswahlverfahren bestimmt sind und ein gleicher systematischer Selektionsfehler vorliegt. Allgemeine Trendaussagen sind möglich. Vergleichende und jahresübergreifende Aussagen zu den Niveau-Unterschieden über das gesamte Jahr sind jedoch nur eingeschränkt möglich, weil in jedem Jahr mindestens 25% der in Anspruch genommenen Leistungen fehlen. Diese 25% sind nicht über die Kalenderwochen gleich verteilt. Mögliche Differenzen sind daher verzerrt und können nicht zuverlässig angegeben werden. Dies gilt insbesondere für nicht rezeptpflichtige Artikel, deren Muster sich in einigen Punkten von den Verläufen der Rx-Arzneimittel unterscheiden.

Bei den OTC-Präparaten zeigt sich gerade im ersten Quartal ein höherer Bedarf im Jahr 2019 (s. Abb. 7, graue Linie) als noch im postpandemischen Jahr 2023 (orangene Linie). Auch die Verläufe der Jahre 2021 und 2022 liegen unterhalb der Vorjahresverläufe. Die gerade zu Jahresbeginn herrschenden saisonalen Schnupfen-, Husten- und Erkältungsbedarfe spielten in diesen Jahren eine eher untergeordnete Rolle. Mögliche Substitutionseffekte wie mehr Rx-Arzneimittel (z.B. Antibiotika) infolge einer höheren Krankheitsschwere könnten als plausible Erklärung in Frage kommen. Das liegt daran, dass die ergriffenen

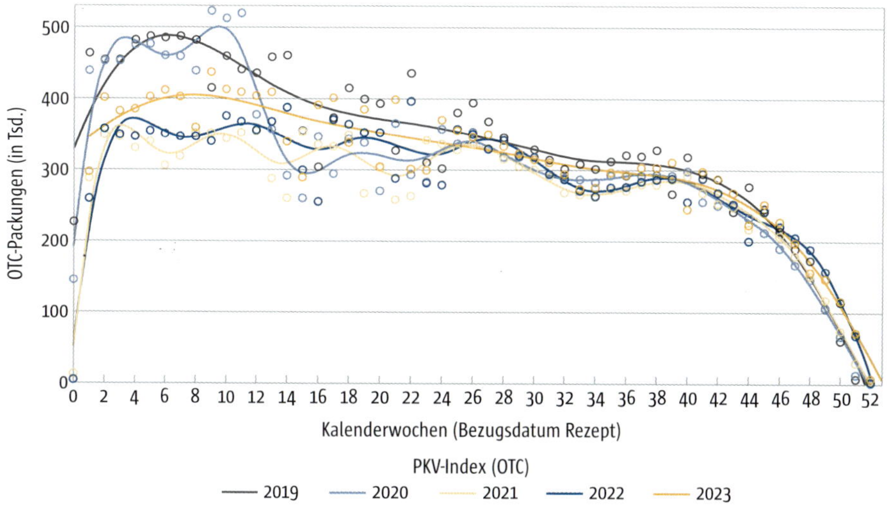

Abb. 7 Entwicklung der nicht-rezeptpflichtigen Packungen nach Kalenderwochen sowie Einreichungs- und Bezugsjahr
Legende: Penalized B-spline Regressionskurve, ohne Zubereitungen, nach Bezugsjahr und gleichem Einreichungsjahr, nicht auf PKV-gesamt hochgerechnet, Datenbankstand vom 03.02.2025
Quelle: WIP

Schutzmaßnahmen während der Pandemie (insbesondere im Jahr 2020) sowohl das SARS-CoV$_2$ Virus als auch andere Erreger und Bakterien getroffen haben [56]. In den nachfolgenden Beobachtungszeiträumen, ab spätestens dem 3. Quartal, gibt es eine Angleichung der Inanspruchnahmekurven, wenn man die ca. 25% fehlenden Daten mit Bezug zu diesem Versorgungsabschnitt außer Acht lässt. Es bleibt offen, ob und wann die Verordnungen aus dem OTC-Segment das Versorgungsniveau der präpandemischen Phase 2019 wieder erreichen.

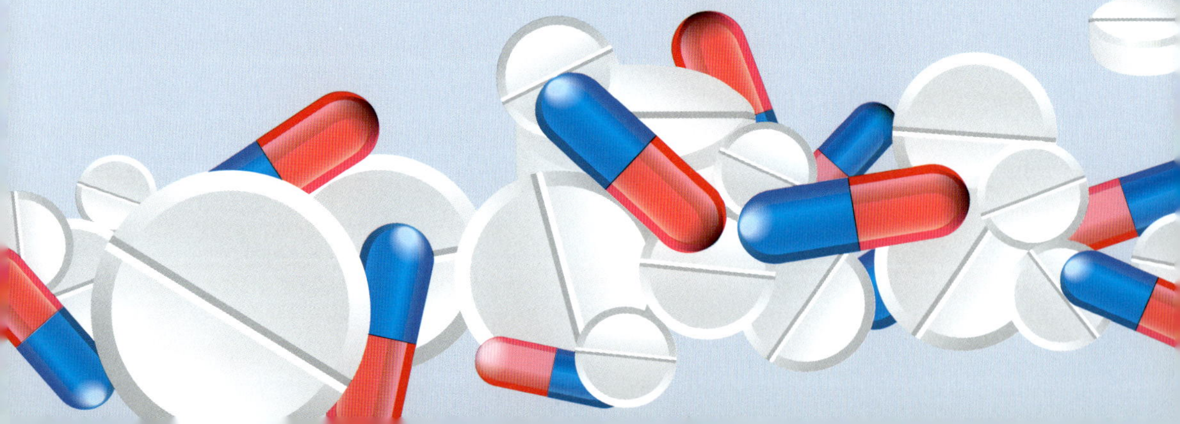

6

Entwicklung der Marktsegmente

Die Kategorisierung von rezeptpflichtigen und nicht-rezeptpflichtigen Arzneimitteln bietet einen groben Überblick. Etwas tiefere Einblicke bietet die Perspektive der Marktsegmente. Die Tabelle 5 zeigt die allgemeinen Entwicklungen aus Sicht der Rechnungsbeträge.

In den zurückliegenden 5 Jahren sind die Rechnungsbeträge für Patentarzneimittel von 2,9 Mrd. € (2019) auf 3,6 Mrd. € (2023) um 650,2 Mio. € gestiegen. Das ist ein Wachstum von 22,2% und markiert die wichtigste Position im Warenkorb der Privatversicherten. Nicht-Biologika legten mit 424,0 Mio. € bzw. um 20,5% an Umsatz zu und überragten die Biologika. Letztere aber haben i.d.R. meist höhere Preise, weshalb die Umsätze auf dieser Position mit 226,2 Mio. € bzw. 26,3% etwas schneller wuchsen.

Die Gruppe der Nicht-Patentarzneimittel zeigte einen kontinuierlichen Rückgang der Rechnungsbeträge über die Dauer der Pandemiejahre 2020 bis 2021. Ab dem Jahr 2022 stiegen die Ausgaben wieder und erreichten ein Niveau von 2,4 Mrd. € (2023). Das ist über den 5 Jahreszeitraum betrachtet ein Umsatzwachstum von 183,1 Mio. € bzw. 8,3%. Diese Entwicklung treibt insbesondere die Gruppe der Generika erheblich an, die mit dem Jahr 2022 starke Umsatzsteigerungen verursachten. Über den 5-Jahreszeitraum habe die Beträge um 122,3 Mio. € zugenommen, was mit einer Steigerung von 15,4% einhergeht. Komplementär dazu sanken die Umsätze der generikafähigen Altoriginale um 67,3 Mio. € oder –6,5%. Nicht auszuschließen, dass die veränderte Aut-idem-Regelung seit 2019 zur freiwilligen Substitution in den Apotheken erst ab 2022

Tab. 5 Marktsegmente für Privatversicherte in Rechnungsbeträgen (in Mio. €)
Quelle: WIP

	Jahre					Veränderungen der letzten 5 Jahre	
Marktsegment	2019	2020	2021	2022	2023	absolut in Mio. €	in %
Patentarzneimittel*	2.933,2	3.070,9	3.250,0	3.449,7	3.583,3	650,2	22,2
■ Nicht-Biologika	2.069,0	2.238,7	2.379,3	2.465,7	2.493,0	424,0	20,5
■ Biologika	864,1	832,2	870,8	984,0	1.090,3	226,2	26,2
Nicht-Patentarzneimittel	2.193,1	2.058,7	1.975,6	2.256,2	2.376,2	183,1	8,3
■ Generika	794,4	769,2	746,0	833,3	916,7	122,3	15,4
■ Generikafähige Altoriginale	1.036,9	968,6	865,4	1.053,4	969,6	-67,3	-6,5
■ Biosimilars	84,8	90,2	106,8	124,1	139,3	54,5	64,2
■ Biosimilarfähige Altoriginale	277,0	230,7	257,4	245,4	350,6	73,6	26,6
Unklassifizierte Arzneimittel	32,2	27,8	24,0	25,5	26,1	-6,1	-19,0
Rezepturen/SonderPZN	616,8	812,3	852,1	910,0	1.008,2	391,4	63,5

* nur rezeptpflichtige Arzneimittel ohne rezeptfreie Arznei- und Nicht-Arzneimittel, DDD-Angaben ohne Zubereitungen, nach Jahr der Einreichung, gebundene Hochrechnungen, Datenbankstand 03.02.2025, Kopfschäden vom 19.07.2024

eine Wirkung entfaltet haben. Eine ähnliche Entwicklung für Biosimilars und patentfreie Originatoren ist aus dieser Perspektive nicht zu erkennen – aber auch nicht zu erwarten. Hier kommt es auf die einzelnen Wirkstoffe und Preise an, die bei Referenzprodukten durchaus auch unterhalb der eigentlichen Biosimilars liegen können.

Schließlich gehen die unklassifizierten Arzneimittel immer weiter zurück, was zum einen für eine wachsende Datenqualität spricht und zum anderen mehr Herstellerrabatte ermöglicht. Aufgrund des Preismoratoriums (s. Tab. 1) darf die PKV stellvertretend für alle privaten Krankenversicherungen über die Tochtergesellschaft ZESAR diese Rabatte geltend machen. Diese bleiben derzeit noch für die Position der Zubereitungen (Rezepturen/Sonder-PZN) buchstäblich „liegen“, weil nur wenige private Krankenversicherungen die dazu notwendigen Informationen von den Apotheken bekommen.

Die Mengenentwicklungen für die rezeptpflichtigen Arzneimittel allein geben im Vergleich zu den Rechnungsbeträgen ein leicht verändertes Bild ab. Im Patentmarkt stagnierten die Verbräuche zuletzt in den Jahren 2022 und 2023. In der Gruppe der Nicht-Biologika gingen die Verbräuche tendenziell sogar leicht zurück, während bei den Biologika leichte Anstiege zu registrieren sind. Über den 5-Jahres Zeitraum zeigen sich leichte absolute Zunahmen, die ins-

Tab. 6 Marktsegmente für Privatversicherte in Packungen (in Mio.)
Quelle: WIP

	Jahre					Veränderungen der letzten 5 Jahre	
Marktsegment	2019	2020	2021	2022	2023	absolut in Mio.	in %
Patentarzneimittel*	12,2	13,8	13,8	13,3	13,3	1,1	9,4
■ Nicht-Biologika	9,6	11,6	12,0	11,3	11,2	1,6	17,1
■ Biologika	2,6	2,1	1,8	1,9	2,1	−0,5	−18,9
Nicht-Patentarzneimittel	57,9	54,6	51,1	55,4	59,7	1,8	3,1
■ Generika	35,6	34,4	33,0	36,3	39,9	4,3	12,0
■ Generikafähige Altoriginale	21,5	19,3	17,2	18,2	18,9	−2,7	−12,4
■ Biosimilars	0,1	0,1	0,2	0,2	0,2	0,1	65,8
■ Biosimilarfähige Altoriginale	0,7	0,7	0,7	0,7	0,8	0,1	17,0
Unklassifizierte Arzneimittel	1,5	1,2	1,0	1,1	1,2	−0,3	−22,4
Rezepturen/SonderPZN	3,0	3,0	2,8	2,8	2,9	−0,1	−4,5

* nur rezeptpflichtige Arzneimittel ohne rezeptfreie Arznei- und Nicht-Arzneimittel, DDD-Angaben ohne Zubereitungen, nach Jahr der Einreichung, gebundene Hochrechnungen, Datenbankstand 03.02.2025, Kopfschäden vom 19.07.2024

besondere durch die Gruppe der Nicht-Biologika mit 1,6 Mio. Packungen bzw. 17,1% verursacht werden. Noch ist diese Tendenz bei den Nicht-Biologika über den 5-Jahreszeitraum nicht quantifizierbar. Der mit der COVID19-Pandemie rückläufige Trend bis 2021 ist aber durchbrochen und eine Trendumkehr hin zu mehr Biologika zeichnet sich langsam ab. Noch aber liegt das Verbrauchsniveau unter dem des Jahres 2019.

Auf dem Nicht-Patentmarkt ist diese Trendwende bereits vollzogen. Im Jahr 2023 sind insgesamt 1,8 Mio. Packungen mehr als noch vor 5 Jahren zur Arzneimittelversorgung der Privatversicherten eingesetzt worden. Das ist mit einer Steigerung von 3,1% verbunden, die sich insbesondere auf die Gruppe der Generika zurückführen lässt. Denn nach einem pandemiebedingten Rückgang der Packungszahlen bis auf 33,0 Mio. Packungen (2021) ist ein stärkerer Anstieg bis 2023 auf insgesamt 39,9 Mio. Packungen im Jahr 2023 zu beobachten. Das ist ein Mehrverbrauch von 4,3 Mio. Packungen bzw. eine Zunahme von 12,0% im 5-Jahres- Zeitraum, der mit fallenden Packungszahlen (−2,7 Mio. Packungen) von generikafähigen Altoriginalen einhergeht. Eine ursächliche Erklärung zur veränderten Aut-idem-Regelung für Privatversicherte lässt sich auch hier nicht kausal ableiten – aber auch nicht ausschließen. In der Gesamtschau zeigen sich steigende Rechnungsbeträge und Packungszahlen ab, die patent-

sowie nicht patentgeschützte und rezeptpflichtige Arzneimittel betreffen. Insbesondere Biologika sind von wachsender Bedeutung und symbolisieren den Einsatz pharmazeutischer Innovationen. Die wachsenden Ausgaben und Packungszahlen von Generika auf hohem Niveau betonen, dass die PKVn weiter an Effizienz gewinnen.

Neben den rezeptpflichtigen Arzneimitteln sind aber noch zusätzlich die nicht-rezeptpflichtigen Arzneimittel und Artikel von Bedeutung. Diese oft als „Over-the-Counter" (OTC) genannten oder freiverkäufliche Waren können im Hauptsortiment (Warengruppe A) und Randsortiment (Warengruppe B) unterschieden werden. Die Tabelle 7 zeigt diese besonderen Marktsegmente inklusive der Parallel- und Re-Importe, die ebenfalls für die Arzneimittelversorgung von Privatversicherten von Bedeutung sind.

Tab. 7 Besondere Marktsegmente bei Privatversicherten
Quelle: WIP

	Jahre					Veränderungen der letzten 5 Jahre	
Marktsegment	2019	2020	2021	2022	2023	absolut	in %
Rechnungsbeträge in Mio. €							
Nicht verschreibungspflichtige Arzneimittel	611,2	579,2	530,2	546,8	595,7	−15,5	−2,5
■ aus Warengruppe A	379,6	355,4	335,8	369,9	404,4	24,8	6,5
■ aus Warengruppe B	231,6	223,9	194,4	176,9	191,3	−40,3	−17,4
Parallel-/Re-Importe*	406,1	394,6	380,2	410,0	446,4	40,3	9,9
Packungszahlen (in Mio.)							
Nicht verschreibungspflichtige Arzneimittel	30,3	26,8	23,0	24,0	25,8	−4,5	−14,9
■ aus Warengruppe A	20,9	18,3	15,8	17,2	18,7	−2,2	−10,6
■ aus Warengruppe B	9,4	8,5	7,3	6,9	7,1	−2,3	−24,4
Parallel-/Re-Importe*	3,0	2,9	2,7	2,8	3,0	0,0	−1,1

* Parallel /Re-Importe beziehen sich auf alle Arzneimittelsegmente, d.h. auch rezeptpflichtige Arzneimittel, Datenbankstand vom 03.02.2025, Kopfschäden vom 09.07.2024

Auf der Aggregatebene ist in der Gruppe der nicht-rezeptpflichtigen Arzneimitteln der starke Abfall der Rechnungsbeträge und Packungen zwischen 2019 und 2021 deutlich zu erkennen. Die deskriptiven Statistiken zeigen, dass die Präparate aus der Hauptgruppe A davon deutlicher betroffen waren als diejenigen der Warengruppe B. Mit dem Ende der Pandemie ab 2022 wächst aber der Bedarf an Arzneimitteln und Waren aus diesem besonderen Segment. In der Warengruppe A ist das Ausgangsniveau von 2019 aus Sicht der Rechnungsbeträge bereits überschritten, was sich aus der 5-Jahressicht anhand der

Zunahme von 24,8 Mio. € bzw. 6,5% ablesen lässt. Die deutlich langsamer wachsenden Packungszahlen deuten auf starke Preiseffekte in diesem Segment hin. In der Gesamtschau liegt aber das Ausgaben- und Versorgungsniveau der Warengruppe B noch unter dem präpandemischen Niveau. Eine Trendumkehr ist auch in diesem Marktsegment gut zu erkennen.

Bei den Parallel- und Re-Importen, die rezeptpflichtige wie nicht-rezeptpflichtige Arzneimittel einschließen, ist das präpandemische Ausgabenniveau seit 2022 überschritten. Mit einer absoluten Zunahme von 40,3 Mio. € und einer Zunahme von 9,9% bei nahezu gleichbleibender Packungszahl ist auch hier ein deutliches Preissignal wahrzunehmen.

6.1 Verteilung der Marktsegmente

Die veränderten Verordnungszahlen haben einen „Impact" auf die Verteilung der einzelnen Marktsegmente. Aus einer „groben" Unterscheidung zwischen patentgeschützten, nicht-patentgeschützten, unklassifizierten Arzneimitteln sowie Rezepturen/SonderPZN lassen sich allgemeinen Entwicklungen ableiten (s. Abb. 8).

Es zeigt sich aus Sicht der Rechnungsbeträge der stabil gebliebene hohe Anteil der Patentarzneimittel. Der Anteil von 50,3% (2019) stieg auf derzeit 51,2% (2023) und ist damit leicht über dem Niveau von 2019. Es bleibt dabei, dass gut jeder zweite Euro eines Privatversicherten in ein innovatives und patentgeschütztes Arzneimittel eines forschenden Arzneimittelherstellers fließt. Im Gegensatz dazu zeigt sich ein Rückgang der Rechnungsbeträge bei Nicht-Patentarzneimitteln. Mit der weiter steigenden Bedeutung der Generika und dem gleich-

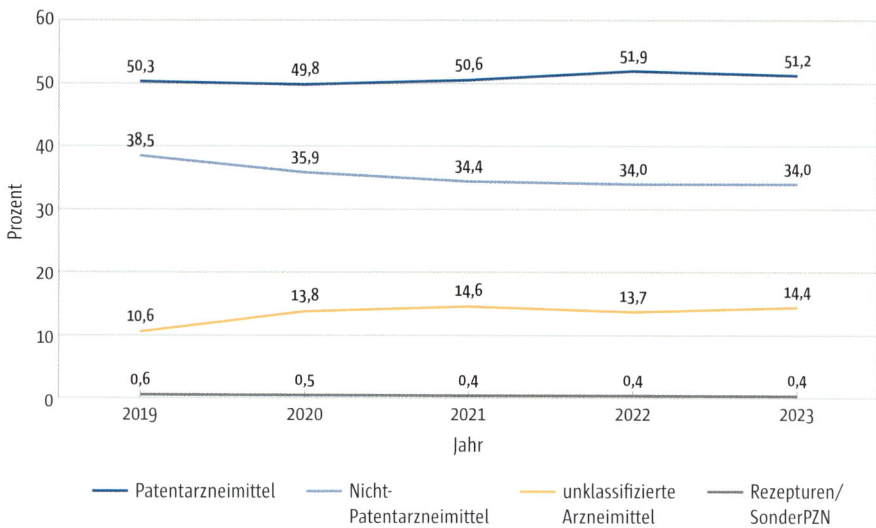

Abb. 8 Prozentuale Anteile der Marktsegmente an den Rechnungsbeträgen (in %)
Legende: Datenbankstand vom 03.02.2025, Kopfschäden vom 09.07.2024
Quelle: WIP

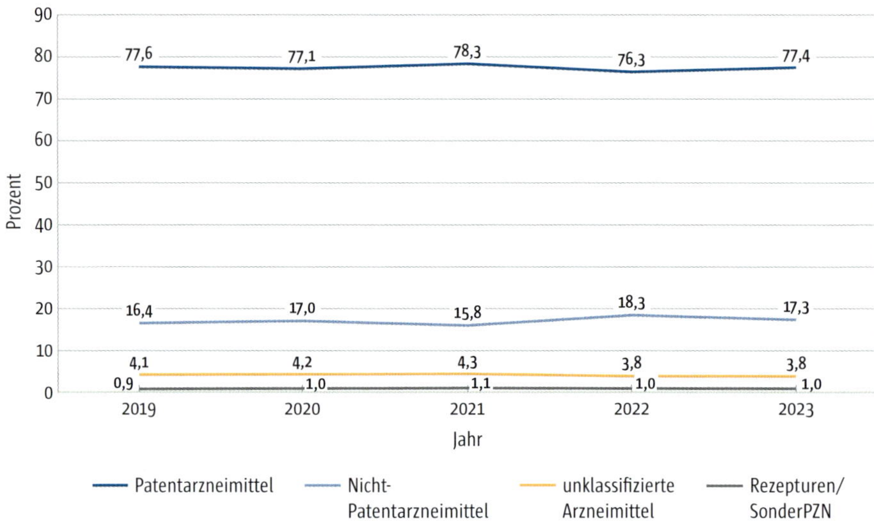

Abb. 9 Prozentuale Anteile der Marktsegmente an den Packungen (in %)
Legende: Datenbankstand vom 3.02.2025, Kopfschäden vom 09.07.2024
Quelle: WIP

zeitig rückläufigen Trend bei den generikafähigen Altoriginalen sind die Preisvorteile bzw. Einsparungen auch bei den Privatversicherten vermehrt zu erkennen. Die Anteile sanken von 38,5% (2019) auf 34,0% (2023). Eine ähnliche Dynamik zeigen die Rechnungsbeträge für Zubereitungen, d.h. Rezepturen mit Sonder-Pharmazentralnummern. Der Anteil an den Rechnungsbeträgen wuchs von 10,6% (2019) auf 14,4% (2023). Aus dieser Perspektive heraus stellt sich die Frage, wie sich die Verteilung der Packungszahlen auf die Marktsegmente veränderte. Diese Sichtweise hat den Vorteil, einzig die auf die Mengenkomponente bzw. den medizinischen Bedarf der eingereichten Verordnungen abzustellen (s. Abb. 9).

Aus der Abbildung 9 geht deutlich hervor, dass die Nicht-Patentarzneimittel eine sehr wichtige Säule der Arzneimittelversorgung ist. Mit 77,4% (2023) aller eingereichten Packungen tragen die Nicht-Patentarzneimittel die Hauptlast der Arzneimittelversorgung der Privatversicherten. Diese Entwicklung wird maßgeblich von Generika und Biosimilars angetrieben und zeigt, dass sich Effizienz und Innovationsbereitschaft nicht gegenseitig ausschließen müssen. Denn insbesondere die Versorgungsanteile der patentgeschützten Arzneimittel pendeln sich mittlerweile bei 17,3% (2023) ein. Im 5-Jahreszeitraum bedeutet das einen Zuwachs von 0,9 Prozentpunkten. Dieser Zuwachs entspricht exakt dem Anstieg der Rechnungsanteile im gleichen Zeitraum. Die Versorgungsanteile für Rezepturen und SonderPZN fielen geringfügig von 4,1% im Jahr 2019 auf 3,8% im Jahr 2023.

6.2 PKV-GKV-Verteilungen der Marktsegmente

Die Vergleiche der Sekundärdaten für Privatversicherte und gesetzlich Versicherte dienen dem Zweck, die Gemeinsamkeiten und Unterschiede vor dem Hintergrund der regulatorischen Unterschiede des dualen Gesundheitssystems zu beleuchten (s. Tab. 1). Bei Arzneimitteln werden die Unterschiede brennglasartig zusammengefasst, die sich in den einzelnen Marktsegmenten zeigen. Diese Vergleiche sind herausfordernd, da sie methodisch von unterschiedlichen (Daten-)Voraussetzungen ausgehen. Trotz erwarteter Verzerrungen ist der Vergleich der einzelnen Anteile der Marktsegmente interessant. Als gemeinsame Berichtseinheit dienen die durchschnittlichen Tagesdosen für Erhaltungstherapien, kurz DDD (engl. Daily-Defined Dosis) genannt. Diese haben den Vorteil, verzerrungsfreier über die Packungsgrößen-Wirkstoffmengen-Kombinationen verordneter Arzneimittel zu berichten. Nicht für alle Arzneimittel lassen sich DDD-Angaben ermitteln, was aber für den vorliegenden Vergleich zwischen PKV und GKV zunächst gleichermaßen gilt.

An der Abbildung 10 fallen aus DDD-Perspektive die Niveau-Unterschiede und Tendenzen auf. In der PKV werden mit 13,0% im Jahr 2023 prozentual gesehen mehr Patentarzneimittel als in der GKV verschrieben (6,4% im Jahr 2023). Dieser Unterschied dürfte größer sein, weil in der PKV sehr viele patentgeschützte und verordnungsstarke Arzneimittel als Rezepturen und SonderPZN abgegeben werden und nicht in den PKV-Daten enthalten sind. Dieser Bestandteil ist in den GKV-Zahlen enthalten und dürfte deshalb den patentgeschützten Arzneimittelanteil in der PKV noch einmal erhöhen. Umgekehrt ist der Anteil der Nicht-patentgeschützten Arzneimittel in der PKV wahrnehmbar gewachsen. Der PKV-Versorgungsanteil lag im Jahr 2023 bei 86,4%, was mittlerweile an die GKV-Quote von 88,5% heranreicht.

Der Niveau-Unterschied zwischen PKV und GKV beträgt bei den patentgeschützten Arzneimitteln im Jahr 2023 noch 6,3 Prozentpunkte. Bei den Nicht-Patentarzneimitteln beträgt der Unterschied zwischen PKV und GKV ganze 2,1 Prozentpunkte. Aus Sicht der Mengenkomponente DDD bleiben auf dem patentgeschützten Markt noch wahrnehmbare Unterschiede erkennbar, während im nicht-patentgeschützten Marktsegment die Phase der Konvergenz eingeleitet ist. Diese Beobachtungen sind nicht neu und decken sich mit den Erkenntnissen früherer Untersuchungen [27].

Die zeitlichen Trends verdeutlichen noch einmal die Verläufe und die Phase der Angleichung der Verhältnisse. Die aktualisierten Schätzungen zeigen über den Zeitraum der letzten 5 Jahre ein kontinuierliches Absinken der PKV-Patentarzneimittelquote. Von anfänglichen 17,3% (Jahr 2019) schwankten diese Anteile während der Pandemie noch um die 15%, bevor sie mit dem Ende der Pandemie auf 13,7% (2022) und 13,0% absanken. Der sinkende Trend ist eindeutig und es muss offenbleiben, ob sich dieser Trend für die Folgejahre fortsetzt. Gleichzeitig wuchs die Quote der nicht-patentgeschützten Arzneimittel,

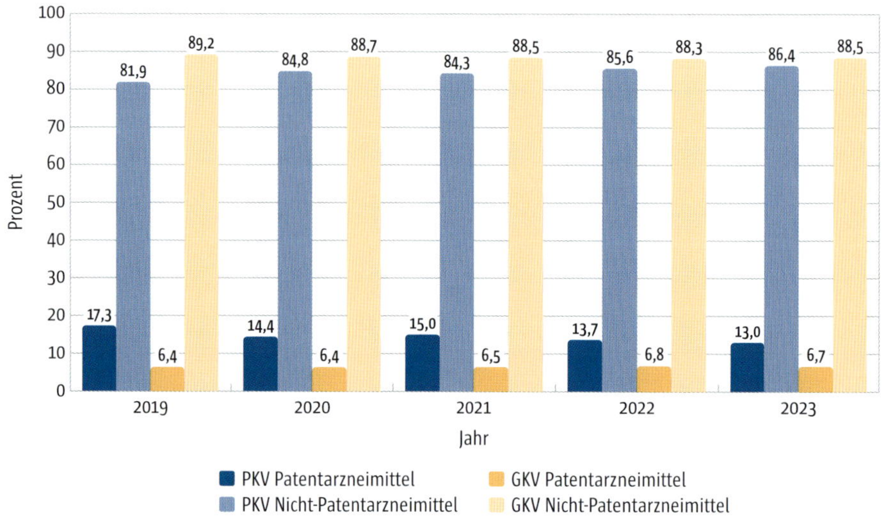

Abb. 10 Verteilung der durchschnittlichen Tagesdosen (DDD) nach PKV und GKV (in %)
Legende: GKV-Daten inklusive Zubereitungen (Rezepturen/SonderPZN), PKV-Daten ohne Zubereitungen, Datenbankstand vom 03.02.2025, Kopfschäden vom 19.07.2024
Quelle: WIP, Arzneiverordnungs-Report 2025 [28]

von 81,9% (2019) und durch pandemiebedingte Schwankungen über 85,6% (2022) auf 86,4% (2023).

In der GKV hingegen blieb die Quote der patentgeschützten Arzneimittel vergleichsweise stabil. Lediglich während der Pandemie stiegen die Versorgungsanteile von patentgeschützten Arzneimitteln etwas an, was zunächst mit den Lieferschwierigkeiten zu tun gehabt haben könnte. Der kurzfristige Anstieg auf 6,8% (2022) und das erneute Abflachen auf 6,7% (2023) dürfte andeuten, dass sich die mittel- bis langfristigen Engpässe mit anderen nicht-patentgeschützten Arzneimitteln lösen lässt. Um die Verschiebungen hinter diesen Marktsegmenten besser zu verstehen, lohnt sich der Vergleich der einzelnen Komponenten (s. Abb. 11).

Die PKV-Versorgungsanteile der Nicht-Biologika zeigen den stetig sinkenden Anteil an DDDs über die Zeit. In der GKV zeigt sich ein vergleichsweise stabiles Niveau um die 5,0%. Bei den Biologika zeigt sich ein langsamer und steigender Trend in der PKV. Von 1,7% (2019) wuchs der Anteil auf 2,0% (2023) geringfügig an. In der GKV spielt sich ähnliches ab. Das ist kein Vergleichsmaßstab mit der Dynamik, wie er aus Sicht der Rechnungsbeträge oder der Packungszahlen zu beobachten ist. Die Erkenntnis, dass neue Arzneimittel medizinisch-therapeutisch zielgenauer sind und mit höheren Preisen verfügbar werden, aber nur eine geringe Versorgungslast tragen, ist nicht neu [19, 20, 28, 29].

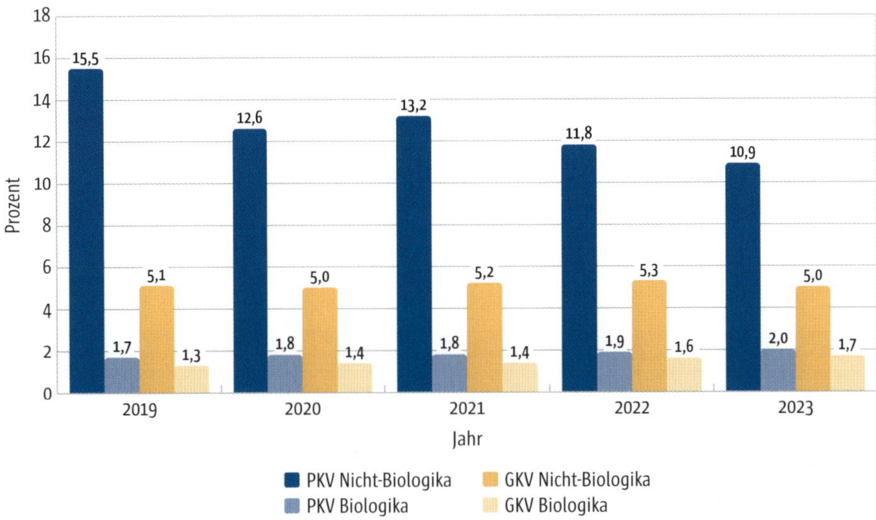

Abb. 11 Patentgeschützte Arzneimittelsegmente in PKV und GKV im Jahr 2023 (in %)
Legende: GKV-Daten inklusive Zubereitungen (Rezepturen/SonderPZN), PKV-Daten ohne Zubereitungen, Datenbankstand vom 03.02.2025, Kopfschäden vom 19.07.2024
Quelle: WIP, Arzneiverordnungs-Report 2025 [28]

6.3 Generika tragen weiterhin die größte Versorgungslast in PKV und GKV

Generika tragen die höchste Versorgungslast und sind genauso wenig verzichtbar wie Innovationen. Mit mittlerweile 62,6% Versorgungsanteil in der PKV und mit 81,7% in der GKV tragen sie die größte Versorgungslast, gemessen in DDD. Trotz des starken Anstiegs der Generika-Versorgungsanteile in der PKV bleiben die bisher bekannten Niveau-Unterschiede zur GKV weiterhin erhalten und gut erkennbar. Die beobachteten Lieferengpässe während der Pandemie (2021/2022), insbesondere bei generischen Produkten, sind selbst in diesen Aggregatstatistiken gut erkennbar und bleiben ein schwerwiegendes Problem für GKV und PKV. Die Veränderungen in der geopolitischen Lage gilt es vor dem Hintergrund betriebs- und volkswirtschaftlicher Kriterien gut abzuwägen.

Der größte Unterschied zwischen PKV und GKV verursachen die sogenannten Altoriginale, d.h. Arzneimittel, deren Patentschutz bereits ablief und für die es größtenteils generische Produkte gibt. Dieser Versorgungsanteil liegt in der PKV mit 22,6% (2023) immer noch um knapp das Vierfache höher als in der GKV mit 5,5% (2023) (s. Abb. 12). In der GKV hat sich hier ein sehr niedriges Niveau eingependelt, dass sich in den letzten 5 Jahren kaum noch verändert hat.

Der generikafähige Markt ist von einer vergleichsweisen hohen Dynamik gekennzeichnet. Jedes Jahr kommen zwischen 30 und 40 Wirkstoffe hinzu und etablieren sich in der medizinischen Therapie. Privatversicherte können wählen, ob sie ein (ehemaliges) Originalprodukt oder ein generisches Arzneimit-

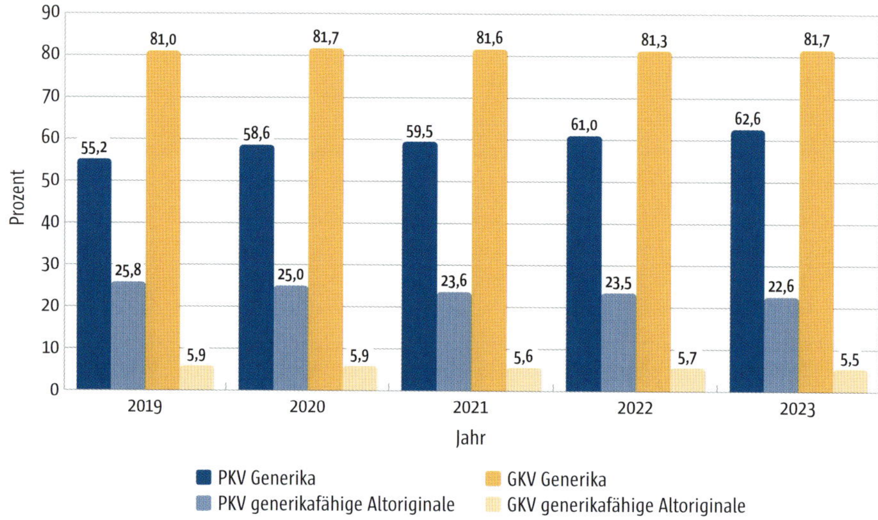

Abb. 12 Generikafähiger Markt in PKV und GKV im Jahr 2023 (in %)
Legende: GKV-Daten inklusive Zubereitungen (Rezepturen/SonderPZN), PKV-Daten ohne Zubereitungen, Datenbankstand vom 03.02.2025, Kopfschäden vom 19.07.2024
Quelle: WIP, Arzneiverordnungs-Report 2025 [28]

tel erhalten wollen. Eine automatische Substitution in der Apotheke gibt es nicht, sondern ein freiwilliger Austausch in der Apotheke ist möglich. Ein Privatversicherter entscheidet eigenverantwortlich, welche Art von Medikament er für die weitere Therapie auswählt. Dies gilt nicht für die Wahl eines nicht mehr patentgeschützten, biologisch hergestellten Arzneimittels. Die Versorgungsanteile von Biosimilars bewegen sich auch deshalb auf einem deutlich niedrigeren Niveau.

Die PKV-Versorgungsanteile von Biosimilars bleiben bei Schwankungen konstant bei durchschnittlich 0,2% in den letzten 5 Jahren (s. Abb. 13). Die pandemiebedingten Schwankungen treten nur kurzfristig auf. Auch die Altoriginale zeigen wenig Dynamik bei insgesamt geringen DDD-Mengen. In der GKV hingegen sind diese Schwankungen, insbesondere während des ersten Pandemiejahres 2020, kurzfristig ausgeprägter und deutlich wahrnehmbar. Die Biosimilar-Versorgungsanteile sowie die biosimilarfähigen Altoriginale unterscheiden sich sowohl im Anteil als auch in der Dynamik kaum voneinander.

6.4 Die PKV bleibt „Innovationsmotor"

Ein Unterschied zwischen PKV und GKV bleibt bei den patentgeschützten Arzneimitteln. In der PKV werden mit 13,0% gegenüber 6,7% in der GKV überproportional viele patentgeschützte Patentarzneimittel abgegeben. Dieser Niveau-Unterschied blieb auch im Jahr 2023 unter den Eindrücken der SARS-CoV_2 Pandemie erhalten. Als Folge dieser Präferenz zu patentgeschützten Arznei-

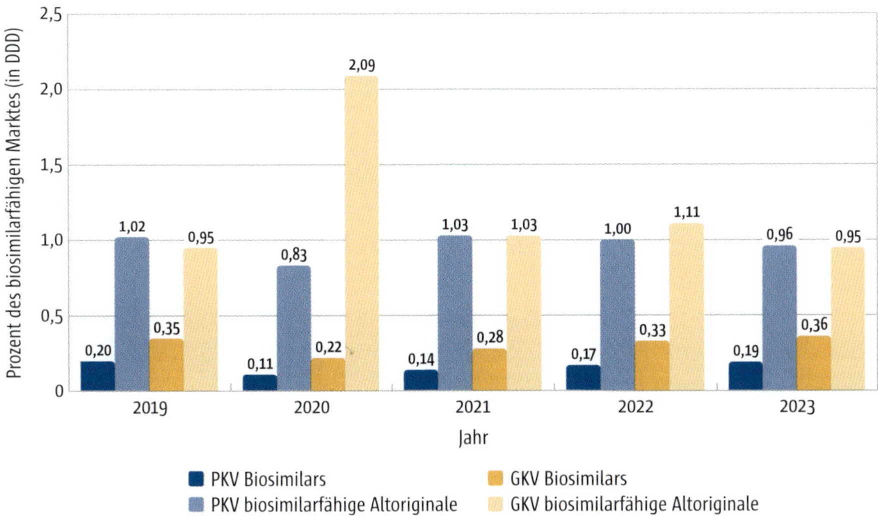

Abb. 13 Biosimilarfähiger Markt in PKV und GKV im Jahr 2023 (in %)
Legende: GKV-Daten inklusive Zubereitungen (Rezepturen/SonderPZN), PKV-Daten ohne Zubereitungen, Datenbankstand vom 03.02.2025, Kopfschäden vom 09.07.2024
Quelle: WIP, Arzneiverordnungs-Report 2025 [28]

mitteln ergibt sich in der PKV ein höherer Anteil an Arzneimitteln, deren Patentschutz ablief. Die generikafähigen Altoriginale tragen 22,6% der Arzneimittelversorgung der Privatversicherten, während in der GKV dieser Anteil gerade einmal 5,5% verursachte. Auch in diesem Marktsegment entfallen überproportional mehr DDDs auf die Privatversicherten als auf die gesetzlich Versicherten. Eine automatische Substitution infolge eines im Hintergrund abgeschlossenen Rabattvertrages oder aufgrund der Aut-idem-Regelung führt bei gesetzlich Versicherten zu einem schnellen Austausch durch ein preisgünstigeres Generikum. Privatversicherte behalten ihre Entscheidungssouveränität und können, wenn sie wollen, ihr generikafähiges Altoriginal gegen ein preisgünstigeres Generikum austauschen – aber sie müssen es nicht. Die Substitution ist freiwillig und liegt in der Eigenverantwortung eines jeden Privatversicherten.

6.5 Methodische Limitationen

Im Zuge der SARS-CoV$_2$ Pandemie haben sich die Gemeinsamkeiten und Unterschiede zwischen PKV und GKV in der Arzneimittelversorgung nicht wesentlich verändert. Im patentgeschützten Arzneimittelmarkt ist aber eine Angleichung der Verhältnisse zu beobachten, die es so in dieser Geschwindigkeit im nicht-patentgeschützten Markt nicht gibt. Die methodischen Änderungen in Form von DDDs statt Packungszahlen für die PKV haben nur zu unwesentlichen Verschiebungen im Warenkorb geführt, aber zu einer deutlich besseren

Vergleichbarkeit der Vergleichsobjekte gesorgt. Trotzdem sind in den PKV-Verteilungszahlen noch Verzerrungen enthalten, da nur Fertigarzneimittel in den DDD-Analysen enthalten sind. Die Zubereitungen (Rezepturen/SonderPZN) sind nicht Teil der DDD-Auswertungen, in den GKV-Zahlen seit 2016 schon [30]. Die darin enthaltenen Mengen sind in der PKV durchaus relevant, da sie rund 3,8% der abgegebenen Packungsmengen auf sich vereinen (s. Tab. 6).

Außerdem erfolgte eine Harmonisierung der Statistiken, indem die „Over-the-Counter"-Präparate (OTC) von den Marktsegmente-Analysen ausgeschlossen wurden. Das Vorgehen wird damit begründet, da OTC in der GKV seit 2004 von der Kostenerstattung, mit Ausnahme einiger weniger Arzneimittel, ausgenommen wurden [21]. Dies ist ein wesentlicher Unterschied zu früheren Analysen, der aber die zentralen Ergebnisse insbesondere der Marktsegment-Analysen wenig veränderte.

6.6 PKV und GKV mit unterschiedlichen Systemfunktionen

Die deskriptiven Analysen zeigen die Entwicklungen der Arzneimittelversorgung in der PKV und aus Sicht der Privatversicherten. Seit der SARS CoV_2 Pandemie gab es erhebliche Veränderungen, die die vorgelegten Daten gut belegen können. Das betraf weniger die Arzneimittelausgaben, die in den letzten 5 Jahren weiter stiegen und einen langjährigen Trend fortsetzen. Traditionell betrifft das insbesondere die patentgeschützten Arzneimittel, da hier neue und innovative Arzneimittel über die PKV in den Markt kommen. Mittlerweile gehen mehr als 70% aller Rechnungsbeträge auf neue Arzneimittel, nicht generische Produkte oder Biosimilars zurück. Der PKV kommt damit die Funktion des „Innovationsmotors" zu, um einen Beitrag für die pharmazeutischen Weiterentwicklungen und Innovationen zu leisten.

7

Arzneimittelgruppen

Die folgenden Analysen basieren auf den jeweiligen Beobachtungsjahren eingereichten Rezeptdaten und beinhalten die Entwicklungen der abgegebenen Packungen und deren Rechnungsbeträgen, bewertet nach Abgabepreisen in Apotheken. Damit ist der Anteil, der bei Privatversicherten von der Beihilfe getragen wird, inbegriffen. Ebenso sind die Selbstbehalte bzw. Zuzahlungen, die Privatversicherte leisten, enthalten.

7.1 Anatomische Hauptgruppen

Die anatomische Hauptgruppe ist die erste Gliederungsebene der ATC-Klassifikation. Alle Medikamente können in eine der 14 anatomischen Hauptgruppen eingeordnet werden. Die umsatzstärkste anatomische Hauptgruppe bleibt die Gruppe der antineoplastischen und immunmodulierenden Medikamente mit Ausgaben in Höhe von 2.098,6 Mio. € (2023). Im Vergleich zum Vorjahr 2022 nahmen die Ausgaben für diese Gruppe um 2,4% zu. Der 5-Vorjahresvergleich zeigt eine Steigerung von 303,6 Mio. € oder 16,9%, was im Vergleich zur durchschnittlichen 5-Jahres Steigerung von 14,5% ein überproportionales Ausgabenwachstum signalisiert. Die anatomischen Hauptgruppen mit den zweit höchsten Ausgabenzuwächsen in den letzten 5 Jahren beziehen sich auf das alimentäre System (Hauptgruppe A). Die Arzneimittelausgaben in dieser Gruppe wuchsen mit 153,6 Mio. € bzw. um 27,1% in den letzten 5 Jahren. Des Weiteren zeigt die Gruppe der Antiinfektiva (Hauptgruppe J) mit einem Ausgabenwachstum von 144,9 Mio. € bzw. 24,8% einen erheblichen Mehrbedarf, der weit über dem durchschnittlichen Ausgabenwachstum rangiert (s. Tab. 8). Rückgänge sind ebenso in den Hauptgruppen antiparasitäres System, Hormonpräparate, Urogenitalsysteme und Sexualhormone sowie Varia im Verlauf der letzten 5 Jahre zu beobachten. Mit Ausnahme der Varia zeigen diese Hauptgruppen seit dem Jahr 2021 wieder steigende Umsätze, sodass man gut begründet von Sondereffekten der COVID19-Pandemie ausgehen kann. Eine tiefergehende Beschreibung der therapeutischen Untergruppen soll helfen, die Entwicklungen weiter aufzuschlüsseln und zu untersuchen.

Tab. 8 Arzneimittel nach anatomischen Hauptgruppen (in Mio. €)
Legende: Datenbankstand 03.02.2025, Kopfschäden vom 19.07.2024, absteigend sortiert nach Veränderungen der Rechnungsbeträge in den letzten 5 Jahren
Quelle: WIP

	Jahre					Veränderung der letzten 5 Jahre	
Anatomische Hauptgruppe	2019	2020	2021	2022	2023	Absolut in Mio. €	in %
L: Antineoplastische/ immunmod. Mittel	1.794,9	1.808,2	1.915,8	2.050,2	2.098,6	303,6	16,9
A: Alimentäres System	566,3	573,0	571,4	636,1	719,9	153,6	27,1
J: Antiinfektiva	584,7	608,2	580,5	655,4	729,6	144,9	24,8
B: Blut und blutbildende Organe	578,1	605,9	625,6	676,5	711,4	133,3	23,1
R: Respirationstrakt	284,2	287,9	301,5	345,3	369,4	85,2	30,0
D: Dermatika	81,9	94,8	105,9	125,2	147,7	65,9	80,5
N: Nervensystem	572,8	582,1	591,5	602,8	622,8	49,9	8,7
C: Kardiovaskuläres System	788,8	788,0	751,5	786,7	828,0	39,2	5,0
S: Sinnesorgane	276,6	277,9	288,6	304,0	305,8	29,2	10,6
M: Muskel- und Skelettsystem	214,8	202,3	194,9	210,0	231,1	16,3	7,6
P: Antiparasitäres System	10,4	9,8	8,2	9,0	10,3	-0,1	-0,7
H: Hormonpräparate	177,3	176,5	170,5	174,7	177,2	-0,1	-0,1
G: Urogenitalsystem und Sexualhormone	171,2	166,6	157,1	158,3	162,7	-8,5	-5,0
V: Varia	74,0	67,2	59,9	55,4	55,0	-19,0	-25,7
Mittelwert						**71,0**	**14,5**

7.2 Therapeutische Untergruppen

Die therapeutischen Untergruppen markieren die zweite Gliederungsebene der ATC-Klassifikation. Den höchsten Betrag weist die Gruppe der immunsuppressiven Substanzen mit insgesamt 903,5 Mio. € im Jahr 2023 auf. Das bedeutete eine prozentuale Steigerung von 0,6% gegenüber dem Vorjahr 2022. Der Umsatz dieser Gruppe wuchs im Rahmen der letzten 5 Jahre um 102,7 Mio. € bzw. 12,8%. Im Vergleich zum durchschnittlichen Wachstum der letzten 5 Jahre von 34,3% ist das eher ein langsames Ausgabenwachstum. Andere anatomisch therapeutische Untergruppen zeigten eine deutlich höhere Dynamik. Die Tabelle 9 zeigt die Ergebnisse.

Die größten Ausgabenzuwächse in den letzten 5 Jahren zeigte die Gruppe der Antidiabetika (A10). Ein Wachstum von 143,3 Mio. € oder 56,2% belegen, welche Bedeutung diese Untergruppe derzeit schon hat. Da es sich bei Diabetes mellitus um eine altersbedingte und chronische Erkrankung handelt, dürften die Behandlungsprävalenzen und Rechnungsausgaben zukünftig noch weiter steigen. Von einer Momentaufnahme ist auszugehen.

Etwas anders verhält es sich mit der Untergruppe der Impfstoffe (J07). Denn Impfstoffe sind als Schutzmaßnahmen zu verstehen und bedeuten eine *Investition in die Gesundheit einer Population*. Man verbindet damit das Ziel, kostspielige ambulante oder stationäre Aufenthalte weitestgehend zu vermeiden. Unter Abwägung des Nutzen-Risiko-Verhältnisses gelten Impfstoffe aus gesundheitsökonomischer Perspektive als kosteneffektiv [31]. Der Anstieg der damit verbundenen Leistungsausgaben um 141,3 Mio. € in den letzten 5 Jahren um 77,4% lässt erkennen, dass auch die privaten Krankenversicherungen dieses Handlungsfeld besetzen. Selbst mit dem Auslaufen der Pandemie (und der Kostenübernahme durch den Bund für Corona-Impfstoffe) wuchsen die Impfausgaben noch einmal deutlich an.

Andere anatomisch therapeutischen Untergruppen mit hohen absoluten Ausgabensteigerungen sind Hormon-Antagonisten (L02), immunsuppressive Substanzen (L04) oder antithrombotische Substanzen (B01). Untergruppen mit hohen prozentualen Steigerungen sind andere Dermatika (D11), andere Mittel für das Nervensystem (N07) und Antihämorrhagika (B02).

Außerdem gibt es einige anatomisch therapeutische Untergruppen, die ihr präpandemisches Ausgangsniveau von 2019 noch nicht wieder erreicht haben. Das ist in den Untergruppen Mittel mit Wirkung auf das Renin-Angiotensin-System (C09) und Beta-Adrenorezeptoren-Antagonisten (C07) an den langsam wieder steigenden Ausgaben zu erkennen. Rückläufige Tendenzen hingegen setzen sich in den Untergruppen der Psychoanaleptika (N06), Immunstimulanzien (L03) oder antiviralen Substanzen zur systemischen Anwendung (J05) fort.

Ursachen für die Entwicklungen sind auf dieser ATC-Ebene schwer zu benennen, da der Bezug zu den einzelnen Wirkstoffen fehlt. Um sich einigen Erklä-

Tab. 9 Umsatzstärkste Arzneimittel nach anatomisch-therapeutischer Untergruppe (in Mio. €)
Legende: Datenbankstand vom 03.02.2025, Kopfschäden vom 19.07.2024, ohne Zubereitungen (Sonder-PZN), absteigend sortiert nach Veränderungen der Rechnungsbeträge in den letzten 5 Jahren, gebundene Hochrechnungen
Quelle: WIP

	Jahre					Veränderung 5 Jahre	
Arzneimittel	**2019**	**2020**	**2021**	**2022**	**2023**	**Absolut in Mio. €**	**in %**
A10 Antidiabetika	*255,0*	*267,9*	*282,5*	*338,8*	*398,2*	*143,3*	*56,2*
J07 Impfstoffe	*182,6*	*226,2*	*224,9*	*282,2*	*323,8*	*141,3*	*77,4*
L01 Antineoplastische Mittel	*617,9*	*549,1*	*596,6*	*683,6*	*736,0*	*118,1*	*19,1*
L02 Hormon-Antagonisten und entsprechende Wirkstoffe	*243,4*	*275,7*	*305,4*	*353,9*	*350,1*	*106,7*	*43,9*
L04 Immunsuppressive Substanzen	*800,8*	*852,2*	*892,4*	*898,5*	*903,5*	*102,7*	*12,8*
B01 Antithrombotische Mittel	*416,5*	*432,7*	*439,1*	*475,9*	*503,9*	*87,4*	*21,0*
D11 Andere Dermatika	23,7	38,3	51,6	68,4	86,3	62,6	263,8
N07 Andere Mittel für das Nervensystem	60,2	74,5	108,2	107,2	117,6	57,4	95,5
J06 Immunsera und Immunglobuline	126,7	143,0	143,1	153,1	171,4	44,7	35,3
N02 Analgetika	132,2	140,5	139,2	146,7	171,8	39,7	30,0
C10 Mittel, die den Lipidstoffwechsel beeinflussen	198,1	198,8	188,6	209,0	236,2	38,1	19,2
S01 Ophtalmika	276,5	277,9	288,5	303,9	305,7	29,2	10,6
R03 Mittel bei obstruktiven Atemwegserkrankungen	192,4	197,7	189,3	206,9	221,3	28,9	15,0
B02 Antihämorrhagika	66,4	71,8	87,2	91,8	93,0	26,6	40,1
J01 Antibiotika zur systemischen Anwendung	88,4	75,3	60,7	71,4	92,2	3,8	4,3
C09 Mittel mit Wirkung auf das Renin-Angiotensin-System	315,9	316,4	302,3	310,6	319,1	3,1	1,0
C07 Beta-Adrenorezeptoren-Antagonisten	90,8	88,7	83,2	85,0	86,5	−4,4	−4,8
N06 Psychoanaleptika	142,7	134,4	122,8	123,3	127,9	−14,8	−10,4
L03 Immunstimulanzien	132,8	131,3	121,4	114,2	108,9	−24,0	−18,0
J05 Antivirale Substanzen zur systemischen Anwendung	169,6	146,7	137,0	134,8	126,7	−42,9	−25,3
Mittelwert						**47,4**	**34,3**

rungen zu nähern, ist eine Priorisierung nach den größten Zuwächsen wie den TOP 6 ATC Untergruppen mit den jeweils 5 stärksten Wirkstoffen möglich. Die Tabelle 10 zeigt die zentralen Treiber der Entwicklung und veranschaulicht die Effekte, die mit Markteinführungen verbunden sind. Über diese

Tab. 10 Steigerungen der Wirkstoffe der TOP 6 umsatzstärksten anatomisch-therapeutischen Untergruppen (in Mio. €)
Legende: Datenbankstand vom 03.02.2025, Kopfschäden vom 19.07.2024, ohne Zubereitungen (Sonder-PZN), gebundene Hochrechnungen
Quelle: WIP

			Jahre					Veränderung 5 Jahre	
ATC3	ATC7	Wirkstoffname	2019	2020	2021	2022	2023	Absolut in Mio. €	in %
A10	A10BK03	Empagliflozin	28,5	35,1	41,0	59,0	89,7	61,2	214,6
	A10BK01	Dapagliflozin	6,1	8,4	16,3	41,4	66,6	60,5	990,7
	A10BJ05	Dulaglutid	19,5	21,8	23,3	27,3	28,9	9,4	48,2
	A10BD15	Metformin und Dapagliflozin	2,8	3,6	5,7	7,3	8,6	5,9	214,0
	A10AE06	Insulin degludec	1,6	2,9	3,6	4,4	4,6	3,0	187,6
B01	B01AF02	Apixaban	115,0	133,3	146,8	171,7	194,4	79,4	69,1
	B01AF03	Edoxaban	27,1	33,6	38,9	45,6	50,9	23,8	87,7
	B01AF01	Rivaroxaban	141,0	144,3	142,7	150,6	153,5	12,5	8,8
	B01AB04	Dalteparin	2,9	2,8	3,3	3,8	4,3	1,4	48,0
	B01AD04	Urokinase	0,0	0,0	0,0	0,0	0,1	0,1	2.188,1
J07	J07BK03	Zoster Virus, gereinigtes Antigen	8,3	33,6	45,4	95,5	108,8	100,5	1.216,9
	J07BB02	Influenza, inaktiviert, Spaltvirus oder Oberflächenantigen	15,7	23,9	32,3	41,6	48,0	32,3	205,2
	J07AH09	Meningokokken B, Multikomponenten-Impfstoff	8,9	11,1	13,2	14,1	16,8	7,9	89,1
	J07BA01	FSME, inaktiviert, ganzes Virus	22,2	21,4	19,1	20,7	27,0	4,8	21,7
	J07BD54	Masern, Kombinationen mit Mumps, Röteln und Varicella, lebend abgeschwächt	5,7	7,5	7,6	7,1	8,2	2,5	43,5

			Jahre					Veränderung 5 Jahre	
ATC3	ATC7	Wirkstoffname	2019	2020	2021	2022	2023	Absolut in Mio. €	in %
L01	L01XX52	Venetoclax	14,1	24,9	35,2	39,2	39,9	25,8	183,2
	L01BC59	Trifluridin, Kombinationen	4,3	5,2	4,7	5,1	5,7	1,4	33,0
	L01DC03	Mitomycin	3,1	3,4	3,8	3,5	3,7	0,6	19,1
	L01XX05	Hydroxycarbamid	3,0	3,0	2,9	2,9	3,2	0,2	5,1
	L01BC73	Tegafur, Gimeracil und Oteracil	0,1	0,1	0,0	0,0	0,1	0,0	30,3
L02	L02BB04	Enzalutamid	69,0	76,5	82,8	100,3	107,3	38,3	55,4
	L02AE02	Leuprorelin	28,1	29,7	31,0	34,8	38,3	10,2	36,1
	L02AE03	Goserelin	3,8	4,0	4,0	4,3	4,7	0,9	25,1
	L02AE04	Triptorelin	4,3	4,7	4,7	5,1	5,3	0,9	21,1
	L02AE01	Buserelin	3,2	3,5	3,7	3,8	3,4	0,2	4,7
L04	L04AC05	Ustekinumab	38,9	49,5	60,3	71,7	80,5	41,6	107,0
	L04AC16	Guselkumab	9,3	14,9	21,3	27,3	34,2	24,9	266,7
	L04AC13	Ixekizumab	11,6	16,3	19,1	23,0	28,0	16,4	140,5
	L04AA33	Vedolizumab	15,3	18,8	22,9	26,3	28,7	13,4	87,3
	L04AC07	Tocilizumab	28,4	30,0	32,7	37,6	41,0	12,5	44,2
Mittelwert								**19,7**	**223,1**

TOP 6-Untergruppen mit ihren 30 Wirkstoffen geht eine durchschnittliche Zunahme von ca. 20 Mio. € über 5 Jahre aus. Das ist eine durchschnittliche Steigerung von ca. 4 Mio. € pro Jahr, wenn auch die Verläufe nicht linear sind. Das bedeutet eine Vervierfachung (223,1%) der Leistungsausgaben in 5 Jahren, die eine tiefergehende Begutachtung nahelegen.

Aus der wachstumsstärksten Untergruppe, der Antidiabetika (A10), heben sich die beiden Wirkstoffe Empagliflozin und Dapagliflozin hervor. Beide Wirkstoffe haben gemeinsam, der Gruppe der *Sodium Glucose Cotransporter 2 bzw. Natrium-Glucose-Cotransporter 2* (SGLT-2) anzugehören. Empagliflozin wurde zunächst für Diabetes mellitus Typ 2 zugelassen. In der Folge durfte das Präparat auch bei symptomatischer, chronischer Herzinsuffizienz eingesetzt werden. Dapagliflozin ist ebenfalls für Diabetes mellitus Typ 1 und 2 sowie zur Behandlung der chronischen Herzinsuffizienz zugelassen. Neben der Glukosesenkung ist eine Gewichts- und Blutdruckabnahme möglich [32, 33]. Die absoluten Steigerungen von mehr als 60 Mio. € und Verdreifachung bzw. Verzehnfachung in den letzten 5 Jahren zeigen deutlich, dass mehr Privatversicherte mit chronischen Erkrankungen wie Diabetes mellitus und Herzinsuffizienz mit *innovativen und neuen Arzneimitteln* behandelt werden.

Dies gilt auch für die anderen ausgewählten anatomisch therapeutisch chemischen Untergruppen und den ausgabenstärksten Wirkstoffen. In der Gruppe der antithrombotischen Mittel (B01) dominieren die Wirkstoffe Apixaban, Edoxaban oder Rivaroxaban aus der Gruppe der Direkten Oralen Antikoagulantien (DOAK) das Versorgungsgeschehen. Mit Umsatzsteigerungen von mehr als 50% innerhalb der letzten 5 Jahre zeigt sich der *gewachsene pharmakologische Bedarf* sowie der Einsatz von innovativen Arzneimitteln.

Aus der Gruppe der Impfstoffe (J07) stechen die Impfstoffe gegen das Varizella Zoster Virus aus der Gruppe der Herpesviren hervor, die nach einer Windpockeninfektion im Kindesalter bei abgeschwächtem Immunsystem und/oder im höheren Alter eine Gürtelrose auslösen können. Die gestiegenen Rechnungsbeträge um mehr als 100 Mio. € in den letzten 5 Jahren zeigt *das zunehmende Bewusstsein* und Verständnis für die Zusammenhänge bei den Privatversicherten sowie die Effekte, die mit *einer aktiven Ansprache vieler privaten Krankenversicherungen* verbunden sind. Allerdings ist das eine Entwicklung, die sich nur bedingt auf andere Impfstoffe übertragen lässt. Die Influenza-, Meningokokken- oder FSME-Impfungen zeigen zwar Umsatzsteigerungen von mehr als 20% in den letzten 5 Jahren, was durchaus erfreulich ist. In Anbetracht der allgemeinen epidemiologischen Impfquoten in Deutschland für Influenza-, Meningokokken-, FSME- oder Masern-, Mumps-, Röteln- und Varizella-Impfquoten zeigen diese noch weiteres Verbesserungspotenzial [34].

Die weiteren Gruppen der antineoplastischen Mittel (L01) und Hormon-Antagonisten (L02) dienen der onkologischen Versorgung und basieren auf unterschiedlichen Wirkmechanismen. In der Gruppe L01 sticht Venetoclax, ein BCL2-Inhibitor, der den programmierten Zelltod (Apoptose) von Krebszellen in den Indikationen der chronisch lymphatischen Leukämie (CLL) und akuten myeloischer Leukämie (AML) einleitet. Der Wirkstoff Trifluridin in Kombination mit Tipiracil ist ein Antimetabolit und dient der Behandlung des metastasierten Darmkrebses (kolorektales Karzinom), wenn andere Therapien nicht mehr ansprechen. Der Wirkstoff Mitomycin dient u.a. der Behandlung des Blasen-, Magen- oder Pankreaskarzinom. Hydroxycarbamid (Hydroxyurea) dient u.a. der Behandlung der chronischen myeloischen Leukämie (CML) und Tegafur, Gimeracil und Oteracil werden meist zur Behandlung von Magenkrebs, kolorektalen Karzinomen oder anderer solider Tumoren eingesetzt [19].

Die Wirkstoffe aus der Gruppe L02 zielen auf die Hormonregulation bzw. auf den Entzug von Hormonen ab, die bei hormonabhängigen Tumoren eine zentrale Rolle spielen. Enzalutamid beispielsweise blockiert die Androgenrezeptoren in den Prostatakarzinomzellen und hemmt die wachstumsfördernde Wirkung von Testosteron. Ähnlich, wenn auch über andere Mechanismen, funktionieren die Wirkstoffe Leuprolin, Goserelin, Triporelin oder Buserelin zur Behandlung von Prostata- oder Brustkrebs, Endometriose oder hormonellen Störungen [5].

Schließlich reflektieren die hohen Leistungsausgaben und -zuwächse die *zunehmend effektiven und personalisierten Behandlungsmethoden* im Bereich der immunsuppressiven Substanzen (L04). Die umsatzstärksten Wirkstoffe beziehen sich auf Autoimmunerkrankungen wie Psoriasis, Psoriasis-Arthritis, Morbus Crohn, Colitis ulcerosa oder rheumatoide Arthritis. Die meisten dieser Wirkstoffe basieren auf Interleukinen, d.h. Botenstoffen des Immunsystems. Ziel dabei ist es, die fehlgeleitete Immunantwort bei chronischen Entzündungen zu hemmen und zu verlangsamen [5]. In dieser Wirkstoffgruppe kam es in den letzten 5 Jahren nahezu zu einer Verdopplung der Leistungsausgaben, was ein Hinweis auf die hohe *Wirksamkeit und Verträglichkeit, aber auch auf den Preis* ist. Denn die meisten dieser Wirkstoffe sind patentgeschützt und führen einen z.T. beträchtlichen oder erheblichen Zusatznutzen mit sich, den die forschenden Pharmaunternehmen für private wie gesetzliche Versicherte stiften.

Bei neuen und innovativen Wirkstoffen, die auf den Markt drängen, stellt sich dann meist die Frage, welche Verdrängungs- und Substitutionseffekte damit verbunden sind. Die Rückgänge in diesen umsatzstärksten Wirkstoffgruppen sieht man i.d.R. nicht, weil sie von den „TOP-Wirkstoffen“ etc. überdeckt werden. Daher zielt die Tabelle 11 darauf ab, insbesondere aus den TOP 6 umsatzstärksten anatomisch therapeutisch chemischen Untergruppen diejenigen Wirkstoffe aufzulisten, die die größten Rückgänge in den letzten 5 Jahren hatten. Die Tabelle 11 zeigt das Ergebnis.

Die Tabelle 11 quantifiziert die Rückgänge der Leistungsausgaben in den letzten 5 Jahren. Den Leistungsausgaben von 20 Mio. € (s. Tab. 10) stehen durchschnittliche 16,8 Mio. € geringere Ausgaben gegenüber. Der durchschnittlichen Steigerung von ca. 4 Mio. € pro Jahr (s. Tab. 10) sind 3,4 Mio. € geringere Leistungsausgaben entgegenzuhalten. Der Vervierfachung der Leistungsausgaben (223,1% bzw. 45% p.a.) ist eine durchschnittliche Reduktion der Leistungsausgaben von 44,4% bzw. 8,9% pro Jahr entgegenzurechnen. Mit anderen Worten, die Einsparungen infolge der Rückgänge (s. Tab. 11) werden durch die Gruppe der schnell wachsenden Rechnungsbeträge (s. Tab. 10) überkompensiert. Eine genauere Betrachtung der einzelnen Wirkstoffe erlaubt eine Einschätzung darüber, welchen weiteren Ursachen diese Entwicklung unterliegen.

Ganz deutlich zeigt die Tabelle 11 das *Ende eines „Produktzyklus“* eines pharmazeutischen Produktes bzw. eines Wirkstoffes an. Meist liegt eine bevölkerungsbezogene Indikation vor und viele Konkurrenzprodukte stehen zur Behandlung bereit. Als Beispiel mag Metformin und Sitagliptin dienen, dessen Patent seit Jahren ablief [5]. Die Wirkstoffkombination hat zwar durchaus noch seine Berechtigung in der Behandlung von Diabetes mellitus Typ 2 und wird aktuell noch verordnet. Aber im Laufe der letzten 5 Jahre sind die Umsatzzahlen um -6,2 Mio. € gefallen. Als Erklärung kommen neue Generika in Betracht oder neue Wirkstoffe wie Empagliflozin oder Dapagliflozin (s. Tab. 10), wenn ins-

Tab. 11 Rückgänge der Wirkstoffe der TOP 6 umsatzstärksten anatomisch-therapeutischen Untergruppen (in Mio. €)
Legende: Datenbankstand vom 03.02.2025, Kopfschäden vom 19.07.2024, ohne Zubereitungen (Sonder-PZN), gebundene Hochrechnungen
Quelle: WIP

			Jahre					Veränderung 5 Jahre	
ATC3	ATC7	Wirkstoffname	2019	2020	2021	2022	2023	Absolut in Mio. €	in %
A10	A10BD07	Metformin und Sitagliptin	29,1	27,9	26,1	25,4	22,9	−6,2	−21,3
	A10BJ02	Liraglutid	16,8	16,7	13,5	12,1	10,9	−6,0	−35,4
	A10BH01	Sitagliptin	27,2	26,8	25,5	25,2	21,5	−5,6	−20,7
	A10AE04	Insulin glargin	30,8	29,7	27,7	27,7	27,1	−3,7	−12,1
	A10AB01	Insulin (human)	6,8	6,0	5,2	4,8	4,4	−2,4	−35,5
B01	B01AB05	Enoxaparin	31,9	28,7	25,4	25,4	25,3	−6,6	−20,7
	B01AE07	Dabigatran etexilat	27,6	26,6	24,7	24,1	21,8	−5,9	−21,2
	B01AC04	Clopidogrel	18,0	16,2	14,1	13,2	12,5	−5,5	−30,7
	B01AC24	Ticagrelor	9,5	8,3	6,5	6,0	5,7	−3,9	−40,5
	B01AA04	Phenprocoumon	4,7	4,1	3,3	3,0	2,7	−2,0	−43,2
J07	J07CA09	Diphtherie-Haemophilus influenzae B-Pertussis-Poliomyelitis-Tetanus-Hepatitis B	18,6	18,3	15,1	14,8	14,7	−3,9	−21,1
	J07BC20	Kombinationen	8,1	5,7	3,3	3,8	5,8	−2,3	−28,6
	J07CA02	Diphtherie-Pertussis-Poliomyelitis-Tetanus	8,4	7,9	7,6	6,8	7,2	−1,2	−14,3
	J07BD52	Masern, Kombinationen mit Mumps und Röteln, lebend abgeschwächt	3,5	4,0	4,0	3,1	2,3	−1,2	−33,6
	J07BM03	Humaner Papillomvirus-Impfstoff (Typen 6, 11, 16, 18, 31, 33, 45, 52, 58)	24,6	26,0	24,3	20,9	23,5	−1,1	−4,6

			Jahre					Veränderung 5 Jahre	
ATC3	ATC7	Wirkstoffname	2019	2020	2021	2022	2023	Absolut in Mio. €	in %
L01	L01XE27	Ibrutinib	62,5	68,2	16,4	0,4	0,1	-62,4	-99,9
	L01XE33	Palbociclib	43,0	38,8	8,9	0,2	0,0	-43,0	-99,9
	L01XE18	Ruxolitinib	41,3	47,8	11,9	0,2	0,0	-41,3	-100,0
	L01XE01	Imatinib	29,8	28,0	5,6	0,1	0,0	-29,8	-100,0
	L01XE35	Osimertinib	24,3	28,8	6,4	0,1	0,0	-24,3	-100,0
L02	L02BX03	Abirateron	102,8	109,2	107,4	97,1	48,4	-54,4	-52,9
	L02BA03	Fulvestrant	12,6	12,5	9,6	6,7	4,6	-8,0	-63,3
	L02BB03	Bicalutamid	7,1	6,6	5,9	5,5	5,0	-2,1	-29,4
	L02BG03	Anastrozol	2,6	2,3	2,0	1,9	1,6	-1,1	-39,9
	L02BG06	Exemestan	2,2	2,1	1,8	1,8	1,7	-0,5	-20,8
L04	L04AX04	Lenalidomid	142,1	164,6	178,4	97,7	23,2	-118,9	-83,7
	L04AB04	Adalimumab	124,9	114,9	97,7	100,5	107,5	-17,3	-13,9
	L04AB01	Etanercept	60,3	52,3	43,5	42,0	43,6	-16,7	-27,7
	L04AA25	Eculizumab	19,7	14,5	10,8	9,8	5,7	-13,9	-70,9
	L04AB06	Golimumab	24,4	23,3	15,2	12,4	12,8	-11,6	-47,5
Mittelwert								**-16,8**	**-44,4**

besondere noch andere Indikationen wie chronische Herzinsuffizienzen parallel mit behandelt werden müssen.

Substitutionseffekte sind ebenso für den Wirkstoff Liraglutid zu beobachten, dessen Umsatz um -6,0 Mio. € oder -35,4% in den letzten 5 Jahren gesunken ist. Hier kann ein *Verdrängungseffekt* durch neuere GLP1-Analoga (z.B. Semaglutid, Dulaglutid) eine große Rolle spielen. Da Semaglutid aber z.T. auch als „Lifestyle-Produkt" eingestuft wird und derzeit nur in seltenen Ausnahmefällen von privaten Krankenversicherungen erstattet wird, taucht es in diesen Auswertungen auf [35].

Der Wirkstoff Insulin glargin verdeutlicht, dass neben Generika auch Biosimilars die Originalprodukte vom Markt verdrängen können. Im Falle des Humaninsulins sind zudem andere *Versorgungspraktiken* bekannt, da zunehmend mehr Analoga verwendet werden bzw. Humaninsulin nur noch in Sonderfällen eingesetzt wird. Veränderte *Leitlinien- und Therapie-Empfehlungen* aufgrund neuer Evidenz kann ebenfalls zu sinkenden Umsatzzahlen führen. Damit ist der Effekt verbunden, dass Monotherapien stärker durch Kombinationen von Wirkstoffen ersetzt werden. Damit geht ein *wachsender Preisdruck* für Monotherapien aus dem Bestandsmarkt einher, insbesondere, wenn *Preismoratorien, Rabattverträge oder Festbetragsregelungen* greifen. In der Regel bleiben diese Wirkstoffe dann dem Markt erhalten und gehen als Behandlungsoption nicht verloren. Die starken Rückgänge insbesondere auf den Wirkstoffen der Untergruppe L01 gehen daher zwar drastisch herunter, aber sie gehen nicht gegen Null. Sie verlieren lediglich für den Versorgungsalltag an Bedeutung.

Neben den umsatzstärksten Wirkstoffgruppen und ihren Steigerungen (sowie Rückgängen) blieben die anatomisch therapeutisch chemischen Untergruppen mit den größten Umsatzverlusten bisher unberührt. Die Auswertungen zeigten, dass zu den verlustreichsten Untergruppen „Mittel bei säurebedingten Erkrankungen“ (A02), „antivirale Mittel zur systemischen Anwendung“ (J05), „Immunstimulanzien“ (L03), „Antiepileptika“ (N03) sowie „Diagnostika“ (V04) gehören. Im Durchschnitt verloren diese Untergruppen und ihre Substanzen durchschnittlich 5,8 Mio. € in den letzten 5 Jahren und die Rechnungsbeträge fielen um durchschnittlich 53,8% im gleichen Zeitraum. Die Tabelle 12 zeigt Details.

Die größten Umsatzrückgänge gab es bei den Wirkstoffen Pregabalin (–20,8 Mio. €), den Glucose Teststreifen (–19,5 Mio. €) und dem Kombinationspräparat Lamivudin, Abacavir und Dolutegravir (–12,0 Mio. €). Pregabalin dient zur Behandlung der Epilepsie (Zusatztherapie), neuropathischen Schmerzen, generalisierte Angststörung oder zur Linderung von Schmerzsymptomen oder Schlafstörungen (Off-Label-Use). Pregabalin kann sehr schnell ein Suchtverhalten auslösen und in Kombination mit anderen Arzneimitteln zum Tode führen [36]. Mit Publikation und Diskussion dieser Erkenntnisse im Jahr 2022 gingen die Verordnungs- und Leistungsausgaben drastisch zurück. Ein Indikator dafür, dass Versorgungsforschung und/oder Pharmakoepidemiologie einen wichtigen Beitrag zur Steigerung der Versorgungsqualität und der Arzneimittelsicherheit leisten kann.

Die Glucose-Teststreifen (V04CA03 Glucose Testzone, Blut) dienen der Messung der Blutzuckerkonzentration im Blut. Die Messung erfolgt anhand von Blutzuckermessgeräten, die zur richtigen Dosierung für orale Antidiabetika oder Insuline von Diabetikern dienen. Die langsam fallenden Leistungsausgaben deuten an, dass zunehmend mehr Menschen weniger Teststreifen verwenden. Das bedeutet nicht, dass weniger gemessen wird. Es wird vermutlich nur anders gemessen, denn andere technische Innovationen, wie das kontinuierliche Glucose Monitoring (Continuous Glucose Monitoring Systems, CBMS), setzen sich zunehmend durch [37]. Da aber nicht alle betroffenen Patienten darauf ausweichen bzw. noch keine Notwendigkeit für diesen weitreichenden Schritt sehen, verbleiben die Leistungsausgaben auf einem vergleichsweise hohen Niveau.

Als ein weiteres Beispiel sei die Entwicklung der Protonenpumpen-Inhibitor (PPI) Pantoprazol angeführt. Der absolute Ausgabenrückgang betrug –5,4 Mio. € bzw. –10,3%, verharrte aber auf einem hohen Niveau von 47,5 Mio. €. Da die Diskussion um die angemessene Arzneimitteltherapie bei Pantoprazol bzw. PPIs schon lange geführt wird, kann der Rückgang als Indikator ebenfalls

Tab. 12 Wirkstoffe der TOP 6 verlustreichsten anatomisch-therapeutischen Untergruppen (in Mio. €)
Legende: Datenbankstand vom 03.02.2025, Kopfschäden vom 19.07.2024, ohne Zubereitungen (Sonder-PZN), gebundene Hochrechnungen
Quelle: WIP

			Jahre					Veränderung 5 Jahre	
ATC3	ATC7	Wirkstoffname	2019	2020	2021	2022	2023	Absolut in Tsd. €	in %
A02	A02BC05	Esomeprazol	27.945,6	26.626,7	23.355,9	21.602,7	21.112,4	−6,8	−24,5
	A02BC02	Pantoprazol	52.996,8	49.583,6	44.672,4	46.065,4	47.560,0	−5,4	−10,3
	A02BC01	Omeprazol	8.193,7	7.493,0	6.718,4	6.760,3	7.016,8	−1,2	−14,4
	A02BX63	Alginsäure, Kombinationen	1.132,2	1.301,1	1.433,5	344,8	21,3	−1,1	−98,1
	A02BA02	Ranitidin	1.097,8	109,8	9,9	4,3	1,1	−1,1	−99,9
J05	J05AR13	Lamivudin, Abacavir und Dolutegravir	18.736,5	13.385,4	10.175,8	8.870,4	6.708,7	−12,0	−64,2
	J05AX12	Dolutegravir	11.350,8	8.783,0	6.560,1	1.032,1	26,6	−11,3	−99,8
	J05AX08	Raltegravir	8.143,5	6.945,1	5.476,0	1.054,9	49,6	−8,1	−99,4
	J05AR18	Emtricitabin, Tenofoviralafenamid, Elvitegravir und Cobicistat	13.670,0	10.493,2	8.841,8	7.867,6	6.888,0	−6,8	−49,6
	J05AR17	Emtricitabin und Tenofoviralafenamid	8.594,3	6.473,8	4.427,9	3.616,3	2.738,4	−5,9	−68,1
L03	L03AB07	Interferon beta-1a	35.313,5	31.789,7	29.200,9	27.032,3	24.305,9	−11,0	−31,2
	L03AX13	Glatirameracetat	30.243,2	29.956,5	27.803,2	25.956,6	23.144,3	−7,1	−23,5
	L03AA14	Lipegfilgrastim	8.882,4	7.702,3	6.231,4	4.844,9	4.207,2	−4,7	−52,6
	L03AB08	Interferon beta-1b	9.615,8	8.334,8	7.375,2	6.384,0	5.665,1	−4,0	−41,1
	L03AA13	Pegfilgrastim	22.315,8	25.211,1	22.404,6	20.170,2	19.841,3	−2,5	−11,1
N03	N03AX16	Pregabalin	26.851,7	24.809,3	22.872,9	21.802,9	6.027,9	−20,8	−77,6
	N03AX14	Levetiracetam	14.734,9	14.184,6	12.493,7	11.525,3	10.639,5	−4,1	−27,8
	N03AX12	Gabapentin	5.178,0	5.131,0	5.008,0	5.284,7	1.545,2	−3,6	−70,2
	N03AG01	Valproinsäure	2.524,9	2.415,0	2.180,7	2.187,4	2.151,3	−0,4	−14,8
	N03AF04	Eslicarbazepin	1.072,4	1.126,6	972,2	896,3	791,2	−0,3	−26,2

			Jahre					Veränderung 5 Jahre	
ATC3	ATC7	Wirkstoffname	2019	2020	2021	2022	2023	Absolut in Tsd. €	in %
V04	V04CA03	Glucose-Testzone, Blut	55.831,2	50.720,9	44.354,4	39.999,6	36.352,3	−19,5	−34,9
	V04CX23	Gerinnungsparameter	6.249,2	5.725,1	1.829,4	83,4	20,7	−6,2	−99,7
	V04CX13	Helicobacter-pylori-Test	34,7	29,5	9,2	0,6	0,2	0,0	−99,4
	V04CX50	Andere Diagnostika, Kombinationen	17,5	11,2	5,3	0,4	0,1	0,0	−99,6
	V04CA05	Keton-Testzone, Blut	213,9	212,2	184,9	175,1	197,3	0,0	−7,8
Mittelwert								**−5,8**	**−53,8**

für eine gestiegene Versorgungsqualität interpretiert werden. Denn auch in der GKV fielen die Leistungsausgaben bzw. Verordnungszahlen in vergleichbarem Umfang [38]. Allerdings kam es auch zu Verschiebungen unter den Nutzern, d.h. weniger Erwachsene, aber mehr junge Kinder und Jugendliche im Alter zwischen 10- und 14-Jahren erhielten PPIs. Diese tiefergehenden Erkenntnisse übersteigen jedoch den hier gewählten Rahmen.

Interessant ist zudem die Entwicklung der Gruppe J05 „antivirale Mittel zur systemischen Anwendung“, weil hier gleich eine ganze Gruppe von Wirkstoffen und Wirkstoffkombinationen rückläufige Zahlen zeigen. Diese erklären sich jedoch besser, wenn man die umsatzstärksten Wirkstoffe der gleichen Untergruppen heranzieht. Die Tabelle 13 zeigt Details.

In der Gruppe J05 sind vor allem Wirkstoffe angesprochen, die in der HIV-Therapie eine Rolle spielen. Bei den jeweilig rückläufigen Verordnungszahlen (s. Tab. 12) handelt es sich um ältere Kombinationstherapien. Diese hatten teilweise mehr Nebenwirkungen (z.B. Nierenprobleme) und eine höhere Tablettenlast infolge häufigerer Einnahmen. Die nun stark steigenden Wirkstoffe in Tabelle 13 sind Arzneimitteltherapien, die nur einmal genommen werden müssen und zudem eine höhere Barriere gegen Resistenzentwicklungen zeigten. Damit einher gehen bessere Nebenwirkungs- und Sicherheitsprofile sowie eine höhere Verträglichkeit bei geringerer Wirkstoffbelastung. Schließlich ist noch hinzuzufügen, dass bei rückläufigen Verordnungszahlen per Saldo auch sinkende HIV-Inzidenzen zu bedenken sind [39]. Die Wirkstoffe Aciclovir und Letermovir sind nicht betroffen, weil sie gegen Herpesviren bzw. das Cytomegalievirus eingesetzt werden [5].

Tab. 13 Stärkste Umsatzsteigerungen auf TOP 5 Wirkstoffgruppen mit Umsatzrückgängen (Rechnungsbetrag in Tsd. €)
Legende: Datenbankstand vom 03.02.2025, Kopfschäden vom 19.07.2024, ohne Zubereitungen (Sonder-PZN), gebundene Hochrechnungen
Quelle: WIP

			Jahre					Veränderung 5 Jahre	
ATC3	ATC7	Wirkstoffname	2019	2020	2021	2022	2023	Absolut in Tsd. €	in %
A02	A02BD08	Bismut-subcitrat, Tetracyclin und Metronidazol	754,9	804,6	794,5	956,4	1.309,4	554,4	73,4
	A02BA03	Famotidin	89,2	203,2	266,2	298,0	231,3	142,1	159,2
	A02AD04	Hydrotalcit	555,5	556,1	534,6	570,9	657,3	101,8	18,3
	A02BA01	Cimetidin	57,5	87,9	67,4	88,8	118,5	60,9	105,8
	A02AD02	Magaldrat	683,5	658,0	613,5	607,3	717,9	34,4	5,0
J05	J05AR20	Emtricitabin, Tenofoviralafe-namid und Bictegravir	16.693,2	23.203,7	24.341,7	26.358,9	26.752,0	10.058,8	60,3
	J05AX18	Letermovir	2.154,0	3.205,3	4.981,5	4.563,2	4.954,9	2.800,9	130,0
	J05AG05	Rilpivirin	415,3	315,9	492,6	808,0	773,4	358,1	86,2
	J05AR21	Dolutegravir und Rilpivirin	2.077,8	2.655,5	2.507,5	2.532,9	2.413,7	335,9	16,2
	J05AB01	Aciclovir	3.024,1	3.020,3	2.865,4	2.982,8	3.211,0	186,9	6,2
L03	L03AX03	BCG-Impfstoff	2.286,5	2.340,3	2.397,7	2.602,3	2.943,9	657,3	28,8
	L03AX16	Plerixafor	205,7	125,6	169,1	225,3	338,2	132,5	64,4
	L03AP02	Echinacea-pallida-Wurzel	1,4	1,1	0,9	1,1	1,2	-0,2	-14,3
	L03AC01	Aldesleukin	15,9	7,1	11,0	7,6	1,4	-14,5	-91,2
	L03AB11	Peginterferon alfa-2a	1.274,0	1.125,3	1.310,9	1.367,6	1.255,9	-18,1	-1,4
N03	N03AX23	Brivaracetam	1.213,9	1.602,7	1.858,6	2.255,4	2.447,5	1.233,6	101,6
	N03AX18	Lacosamid	8.361,2	9.530,5	10.381,6	11.239,0	9.203,9	842,7	10,1
	N03AX22	Perampanel	544,4	668,3	735,6	823,3	955,8	411,4	75,6
	N03AE02	Midazolam	779,2	831,7	740,2	789,0	1.011,2	232,0	29,8
	N03AX03	Sultiam	367,1	369,4	378,8	400,8	430,0	62,9	17,2

			Jahre					Veränderung 5 Jahre	
ATC3	ATC7	Wirkstoffname	2019	2020	2021	2022	2023	Absolut in Tsd. €	in %
V04	V04CD01	Metyrapon	138,0	116,2	102,3	174,9	176,4	38,4	27,8
	V04BA20	Kombinationen	222,0	218,8	196,1	284,9	238,8	16,9	7,6
	V04CX05	Tumor-Antigen-Testzone	4,7	4,1	13,4	19,0	15,5	10,8	227,0
	V04BA07	Schwangerschaftstest	4,2	4,0	3,1	4,6	4,8	0,7	15,9
	V04CM03	Lutropin-Testzone	2,5	3,0	2,0	1,2	3,1	0,6	22,8
Mittelwert								**729,7**	**47,3**

Insgesamt zeigen diese Umsatzsteigerungen trotz allgemeiner rückläufiger Zahlen in diesen anatomisch therapeutisch chemischen Untergruppen einen durchschnittlichen Zuwachs von ca. 730 Tsd. € bzw. 47,3% in den zurückliegenden 5 Jahren. Ein Ausdruck des medizinisch-technischen Fortschritts, der zu einer Verbesserung der medizinischen Versorgung und der gesundheitsbezogenen Lebensqualität der Versicherten beiträgt.

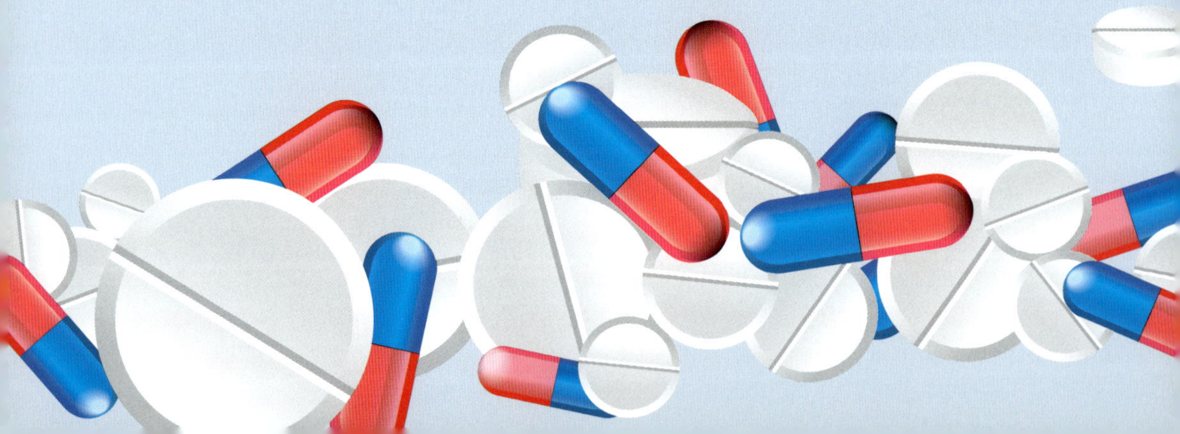

8

Nicht-verschreibungspflichtige Medikamente

Mit der Pandemie sanken die Rechnungsbeträge und Packungszahlen bis zum Jahr 2021 (s. Tab. 7). Erst allmählich steigen diese Zahlen seit 2022 wieder. Welche Wirkstoffgruppen aber bestimmen die Entwicklungen im Hauptsortiment A? Welche im Randsortiment B? Fortfolgend werden die zeitlichen Verläufe und die einzelnen Warengruppen etwas näher betrachtet und beschrieben.

8.1 Merkmale von OTC

Gemäß § 48 Arzneimittelgesetz können bestimmte Arzneimittel auch ohne ärztliches Rezept von Patienten erworben werden. Diese Präparate gelten als freiverkäuflich und Versicherte können diese Arzneimittel direkt „über die Ladentheke" („over the counter", OTC) in einer Apotheke beziehen. Damit kann sich der Versicherte bei geringfügigen Gesundheitsstörungen und leichten Erkrankungen im Rahmen der Selbstmedikation schnell und unabhängig helfen.

Bei Privatversicherten ist die Kostenerstattung eines Arzneimittels nicht generell von der Verschreibungspflicht abhängig. Eine Erstattung erfolgt generell nach ärztlicher Verordnung und Bezug aus einer Apotheke, wobei die Einzelheiten im jeweiligen privatrechtlich vereinbarten Versicherungsvertrag (Tarif) geregelt sind. Im freiverkäuflichen Marktsegment spricht man dann von OTx-Präparaten, die aber im Bereich der GKV eine etwas größere Relevanz besitzen.

Denn in der GKV werden OTC-Präparate nach § 34 Absatz 1 SGB V seit 2004 im Grundsatz nicht erstattet. Es gibt jedoch Ausnahmen. Generell sind Kinder bis zum vollendeten 12. Lebensjahr von dieser Regelung ausgenommen. Kinder bis zum vollendeten 18. Lebensjahr ebenfalls, sofern diese Kinder Entwicklungsstörungen aufweisen. Zusätzlich gibt es noch Sonderregelungen zu speziellen OTC-Präparaten, die bei schwerwiegenden Erkrankungen als Therapiestandard gelten und deshalb auf Kosten der GKV verordnet werden können. Eine entsprechende Ausnahmeliste wird vom Gemeinsamen Bundesausschuss erstellt [67].

8.2 Bedeutung in der PKV

Der Anteil der Verordnungen der nicht-rezeptpflichtigen Arzneimittel in der PKV betrug 30,9% im Jahr 2023. Entlang der Zeitreihe ist das ein eher fallender Trend seit 2007 zu erkennen. Im Unterschied zu den Vorjahren entsteht dieser Eindruck, weil die Anteile an den nicht verschreibungspflichtigen Verordnungen an der Gesamtzahl der Verordnungen in den Jahren 2021 bis 2023 eher stabil auf einem vergleichsweise niedrigen Niveau um die 31% verharrten. Die Abbildung 14 ordnet die verfügbaren Entwicklungen in die historische Zeitreihe ein.

Der Verweis auf die absoluten Zahlen in Tabelle 7 zeigen zudem, dass sich sowohl die Rechnungsbeträge als auch die Packungszahlen im Jahr 2023 noch unter dem Niveau von 2019 bewegten. Die Packungszahlen der nicht verschreibungspflichtigen Arzneimittel lagen im Jahr 2023 noch mit 4,5 Mio. Packungen unterhalb des Versorgungsniveaus von 2019 mit insgesamt 30,3 Mio. Packungen. Das sind 14,9% weniger Packungen, die die Privatversicherten zur Abrech-

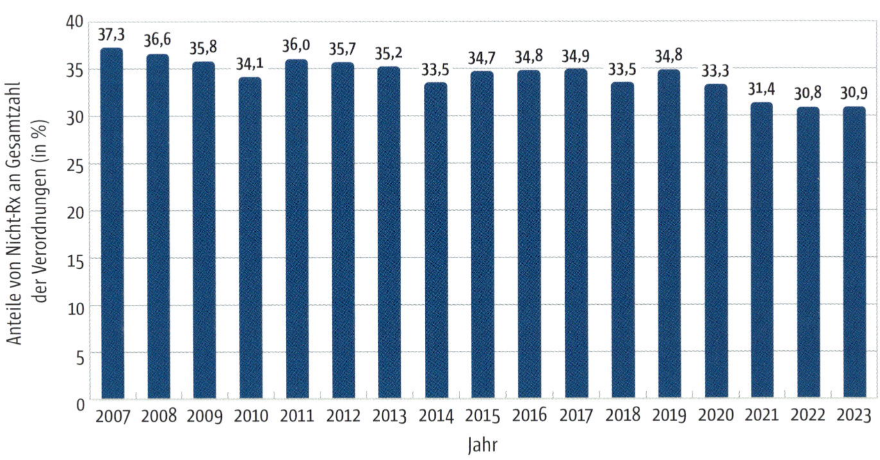

Abb. 14 Verordnungsanteil von Nicht-Rx-Artikeln an allen Verordnungen in der PKV
Legende: Datenbankstand vom 03.02.2025, Kopfschäden vom 19.07.2024, ohne Zubereitungen (Sonder-PZN), gebundene Hochrechnungen
Quelle: WIP

nung bei ihren PKVn einreichten. Damit lässt sich ausschließen, dass die verschreibungspflichtigen Arzneimittel stärker gestiegen sind und daher mehr Anteile an Packungen auf sich vereinigen. Aus Sicht der Privaten Krankenversicherungen ist damit der OTC-Bedarf real gesunken.

Die Ursachen lagen in der Vergangenheit v.a. bei den Erkältungs-, Husten- und Schnupfenmitteln [27]. Infolge der „Lock-Down"- und „Social-Distancing"-Maßnahmen sank der Bedarf in diesem Bereich erheblich. Die unterjährigen Verteilungen (s. Abb. 7) deuten das zumindest für die erste Jahreshälfte an. In der weiteren Entwicklung zeigen sich zwar wieder wachsende Verbrauchsmengen wie in den Jahren zuvor, aber das Versorgungsniveau bleibt nach wie vor unterhalb des Niveaus von 2019. Ein erster Blick auf die Aggregatebene von Haupt- und Randsortiment kann einen Einblick in die Veränderungen der letzten 5 Jahre geben.

Die größten Steigerungen zeigen sich noch bei den Dermatika-Artikeln, zu denen Salben, Cremes, Gele, Lotions etc. gehören. Die Rechnungsbeträge wuchsen in den letzten 5 Jahren um 31,0 Mio. € bzw. 86,2%. Deutlich niedriger fallen die Beträge bei Varia mit Zuwächsen von 8,6 Mio. € bzw. 12,5% oder Artikeln, die sich auf das kardiovaskuläre System beziehen.

Die größten Rechnungsbeträge im Bereich des Hauptsortiments (Präfix A in Spalte Warengruppe der Tab. 14) entfallen auf die Gruppe des alimentären Systems. Die Rechnungsbeträge sanken um -6,5 Mio. € auf ein Niveau von 89,4 Mio. € bzw. um 6,8%. Die nächstgrößere Position sind die Artikel zur Anwendung auf den Respiraktionstrakt, die den stark dynamischen Verlauf durch die SARS-CoV_2 Pandemie andeuten. Die Rechnungsbeträge sanken von 47,7 Mio. € (2019) auf 26,6 Mio. € (2021) und kehren nur erst langsam wieder auf das Ausgangsniveau von 47,7 Mio. € zurück.

Im Bereich des Randsortiments (Präfix B in Spalte Warengruppe der Tab. 14) zeigt die Gruppe des Krankenbedarfs starke Rückgänge. Die Rechnungsbeträge fielen von 135,1 Mio. € (2019) auf 117,2 Mio. € (2023) um -17,9 Mio. € bzw. um -13,2%. Diese Position ist mit Abstand die größte, umfasst aber auch insgesamt 29 Positionen. Zu den Artikeln gehören u.a. Verbandsstoffe, Kompressen, Inkontinenzprodukte, Auffangsysteme/Katheder, Stomaartikel, parenterale Applikationen, Messgeräte, Inhalatoren und Diagnostika. Diese Auswahl an Artikel deutet an, warum der Rechnungsbetrag so groß ist und weshalb mit dem Ende der Pandemie die fallenden Verläufe der Rechnungsbeträge zu beobachten sind. Zudem können Verschiebungen zu Gunsten der Arzneimittel und zu Lasten der Privaten Pflegeversicherung (PPV) nicht ausgeschlossen werden.

Tab. 14 OTC-Warengruppen in Rechnungsbeträge (in Mio. €)
Legende: Datenbankstand vom 03.02.2025, Kopfschäden vom 19.07.2024, ohne Zubereitungen (Sonder-PZN), gebundene Hochrechnungen
Quelle: WIP

		Jahre					Veränderung 5 Jahre	
Waren-gruppen*	Bezeichnung	2019	2020	2021	2022	2023	Ab-solut	in %
AD	Dermatika	36,0	34,7	41,4	57,7	67,0	31,0	86,2
AV	Varia	68,7	69,1	70,3	75,0	77,2	8,6	12,5
AC	Kardiovaskuläres System	8,8	10,5	11,2	10,9	10,6	1,8	20,5
AS	Sinnesorgane	23,7	22,5	21,5	22,3	24,2	,5	2,3
AB	Blut und blutbildende Organe	25,8	24,3	22,7	24,3	25,8	,1	,3
AG	Urogenitalsystem und Sexualhormone	15,74	15,25	14,38	14,48	15,70	,0	–,3
AR	Respirationstrakt	47,73	38,99	26,57	36,43	47,68	,0	–,1
AH	Systemische Hormonpräparate	1,19	1,11	1,04	1,07	1,11	–,1	-6,8
AP	Antiparasitäre Mittel	1,76	1,19	0,61	0,62	0,99	–,8	-43,6
AL	Antineoplastische und immunmodulierende Mittel	3,1	2,8	1,9	1,6	1,7	–1,4	-45,3
AM	Muskel- und Skelettsystem	21,1	18,6	16,7	16,1	17,4	–3,7	-17,5
AN	Nervensystem	30,2	27,6	25,0	24,7	25,6	–4,6	-15,3
AA	Alimentäres System und Stoffwechsel	95,9	88,8	82,4	84,7	89,4	–6,5	-6,8
BG	Familienplanung	0,0	0,0	0,0	0,0	0,0	,0	-8,3
BC	Hygiene und Körperpflege	7,2	7,2	6,6	6,2	7,1	–,1	-2,0
BF	Apothekenbedarf	1,9	1,7	1,5	1,4	1,6	–,3	-17,4
BV	Medizinprodukte mit Arzneimittelcharakter	0,6	0,5	0,4	0,4	0,2	–,4	-73,0
BX	Arzneimittel besonderer Therapierichtungen	42,4	36,8	30,9	30,3	31,6	-10,7	-25,3
BB	Apothekenübliche Nahrungsmittel	44,3	36,9	30,1	28,7	33,5	-10,8	-24,3
BA	Krankenbedarf	135,1	140,6	124,7	109,8	117,2	-17,9	-13,2

* Abkürzungen entsprechen der ATC-Nomenklatur für das Randsortiment B.

8.3 Hauptsortiment A

Ein tieferer Einblick in das Hauptsortiment A hilft, die einzelnen Veränderungen der Warengruppen etwas besser zu verstehen. Die Tabelle 15 gibt einen ersten Eindruck über die stärksten Veränderungen.

Die medizinischen Verbände sind mit dem Jahr 2021 und in den Folgejahren sehr stark angestiegen. Die Steigerung beträgt 24,0 Mio. € und mehr als 6.000%. Der Bedarf an dieser Art von Verbänden wuchs, weil diese antiseptische und desinfizierende Mittel zur Wundbehandlung enthalten können.

Tab. 15 Stärkste Veränderungen von OTC-Arzneimitteln im Hauptsortiment (Rechnungsbeträge in Mio. €)
Legende: Datenbankstand vom 03.02.2025, Kopfschäden vom 19.07.2024, ohne Zubereitungen (Sonder-PZN), gebundene Hochrechnungen
Quelle: WIP

		Jahre					Veränderung 5 Jahre	
Warengruppe A	Bezeichnung	2019	2020	2021	2022	2023	Absolut in Mio. €	in %
D09A	Medizinische Verbände	0,3	0,4	5,9	19,4	24,4	24,0	6.879,0
V06DB	Fette/Kohlenhydrate/Proteine/Mineralstoffe/Vitamine, Komb.	11,1	11,8	12,1	14,2	16,3	5,3	47,7
V06DX	Andere Diätetika-Kombinationen	0,2	3,5	6,1	6,8	4,4	4,2	1.922,7
D09AA	Medizinische Verbände mit Antiinfektiva	2,4	2,7	4,1	5,0	5,7	3,3	141,8
B03BA01	Cyanocobalamin	2,5	2,6	2,7	3,2	3,8	1,4	54,6
A09AA02	Multienzyme (Lipase, Protease etc.)	11,0	10,9	11,0	11,6	12,2	1,2	10,6
S01XA20	Künstliche Tränen und andere indifferente Mittel	15,5	14,9	14,3	14,9	16,1	0,6	3,7
A06AD65	Macrogol, Kombinationen	11,0	11,1	10,5	10,9	11,5	0,5	4,9
M02AA15	Diclofenac	4,1	4,0	3,9	4,1	4,4	0,3	7,3
D01AE14	Ciclopirox	3,9	3,6	3,5	3,6	3,8	0,0	-1,2
B01AC06	Acetylsalicylsäure	7,2	6,8	6,5	6,7	6,7	-0,4	-5,9
R05X	Andere Präparate gegen Erkältungskrankheiten	11,8	9,4	6,0	8,2	10,8	-1,0	-8,4
V04CX	Andere Diagnostika	4,7	4,3	4,1	3,8	3,7	-1,0	-21,5
V04CA02	Glucose	40,3	35,8	34,0	36,1	37,0	-3,3	-8,3
N06DX02	Ginkgo biloba	19,0	17,5	16,2	15,5	15,2	-3,8	-19,9

Antibiotika (z.B. Framycetin), Antiseptika (z.B. Povidon-Iod und Chlorhexidin) oder spezielle Verbandmaterialien (z.B. Zink-haltige Verbände) lösen diesen Bedarf aus. Trotz Auslaufen der Pandemie scheint der Bedarf ungebrochen. Ähnlich starke Steigerungen sind in der Gruppe der anderen Diätetika-Kombinationen zu registrieren, wobei das Niveau der Fette/Kohlenhydrate/Proteine/Mineralstoffe/Vitamine oder Kombinationen mit zusätzlichen 5,3 Mio. € etwas höher ist. Weiter rückläufig sind andere Diagnostika (V04CX), Glucose (V04CA02) und Ginkgo biloba (N02DX02), einem pflanzlichen Arzneimittel.

8.4 Randsortiment B

Dieses deutlich seltener in Erscheinung tretende Marktsegment beinhaltet sehr diverse Warengruppen. Die Heterogenität ergibt sich aus den kategorisierten Artikeln: Krankenbedarf, apothekenübliche Nahrungsmittel, Hygiene und Körperpflege, Apothekenbedarf/Rezeptur/Chemikalien, Arzneimittel besonderer Therapierichtungen, Homöopathie/Biochemie oder Anthroposophie. Die Tabelle 16 zeigt die wichtigsten Veränderungen.

Die Rechnungsbeträge für den Krankenbedarf wie Pflaster, Binden oder Vitamine sind weiter gestiegen oder sind nach Beendigung der Pandemie gewachsen. Insbesondere die Beträge für Vitaminpräparate sind in den letzten 5 Jahren um 1/3 gewachsen. Den größten Betrag im Randsortiment haben derzeit die parenteralen Applikationen mit Rechnungsbeträgen von 25,4 Mio. € (2023). Bei diesen Applikationen geht es in aller Regel um künstliche Ernährung etc., weniger um Arzneimittel selbst. Von öffentlichem Interesse sind die Beträge für Anthroposophie und Homöopathie/Biochemie, die mit der SARS-CoV$_2$ Pandemie sanken und mit dem Jahr 2023 wieder stiegen. Die Beträge für das Jahr 2023 zeigen, dass es sich mit 8,3 Mio. € (Anthroposophie) und 20,5 Mio. € (Homöopathie/Biochemie) um vergleichsweise kleinere Rechnungsbeträge handelt, die eine verhältnismäßig große öffentliche Debatte erzeugen.

Tab. 16 Stärkste Veränderungen von OTC-Arzneimitteln im Randsortiment (Rechnungsbeträge in Mio. €)
Legende: Datenbankstand vom 03.02.2025, Kopfschäden vom 19.07.2024, ohne Zubereitungen (Sonder-PZN), gebundene Hochrechnungen
Quelle: WIP

		Jahre					Veränderung 5 Jahre	
Warengruppe B	Bezeichnung	2019	2020	2021	2022	2023	Absolut in Mio. €	in %
A01D	Pflaster	7,6	7,6	7,6	8,3	9,7	2,0	26,4
A01C	Binden	6,1	6,1	6,4	6,9	7,7	1,6	26,3
B03Z	Sonstiges	13,9	13,9	11,9	11,9	14,9	1,1	7,8
B03A	Vitamine, Monopräparate	2,6	2,6	3,1	3,1	3,4	0,9	34,4
A04D	Parenterale Applikation	25,0	25,0	24,5	24,7	25,4	0,3	1,4
B03C	Mineralstoffe	3,7	3,7	3,3	3,3	3,6	-0,1	-2,3
A02C	Windeln und Hosen	4,5	4,5	3,8	3,8	4,2	-0,2	-5,5
C01D	Haut-, Körperpflege	4,0	4,0	3,6	3,3	3,6	-0,4	-8,9
A02A	Auffangsysteme, Katheter	8,4	8,4	8,3	7,8	8,0	-0,4	-4,8
B03D	Vitamine, Mineralstoffe, Kombinationen	4,6	4,6	3,7	3,4	4,0	-0,6	-13,6
A02B	Krankenunterlagen, Einlagen	4,4	4,4	3,5	3,2	3,6	-0,8	-17,8
X02	Anthroposophie	10,1	10,1	8,1	7,9	8,3	-1,8	-17,9
A01A	Kompressen	10,6	10,6	9,9	7,4	8,2	-2,4	-22,6
X01	Homöopathie/Biochemie	27,9	27,9	19,9	19,6	20,5	-7,4	-26,5
A01F	Sonstige Verbandstoffe	28,2	28,2	25,6	19,2	20,4	-7,8	-27,8

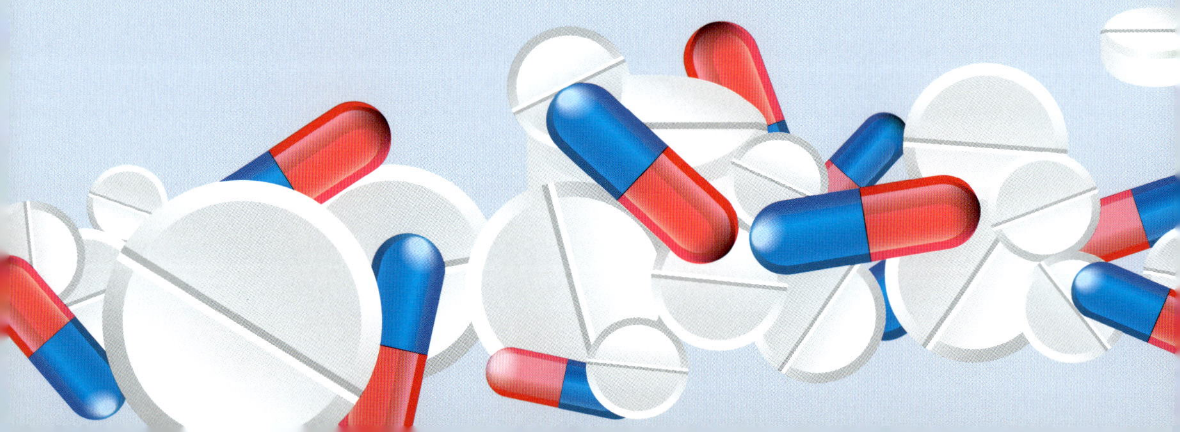

9

Umsatzstärkste Medikamente

Der Überblick über die Marktsegmente gab bereits Hinweise auf weiter steigende Umsätze unter den patentgeschützten Arzneimitteln. Eine zu erwartende Entwicklung, da pharmazeutische Innovationen dem höheren Preissegment angehören. Die steigenden Rechnungsbeträge für die Nicht-Biologika und Biologika (s. Tab. 5) können diese These belegen. Es stellt sich daher die Frage, ob und wie die umsatzstärksten Arzneimittel von den allgemeinen Entwicklungen betroffen waren.

9.1 Umsatzstärkste Medikamente in der PKV

Die Rangliste der umsatzstärksten Arzneimittel der Privatversicherten unter Berücksichtigung des gesetzlichen Herstellerrabatts zeigt die Tabelle 17. Die Rückschau auf die letzten 5 Jahre hilft, die stärksten Veränderungen besser nachzuvollziehen.

Der umsatzstärkste Wirkstoff in der PKV war Eliquis (Apixaban) mit 151,0 Mio. € im Jahr 2023. In den letzten 5 Jahren ist der Rechnungsbetrag um 58,7 Mio. € oder 63,6% gestiegen. Das zweit wichtigste Arzneimittel war Xarelto (Rivaroxaban), dessen Umsatz um weitere 6,0 Mio. € bzw. 5,3% in den letzten 5 Jahren wuchs. Infolge des Patentablaufs bleibt abzuwarten, welche weitere Entwicklung dieses wichtige Arzneimittel u.a. zur Schlaganfall-Prophylaxe einschlägt.

Die größten Steigerungen sind für das Produkt Erleada (Apalutamid) zu beobachten. Eine Steigerung von 82,4 Mio. € in den letzten 5 Jahren dürfte keines-

Tab. 17 Umsatzstärkste Arzneimittel der Privatversicherten (Rechnungsbeträge in Mio. €)
Legende: Datenbankstand vom 03.02.2025, Kopfschäden vom 19.07.2024, gebundene Hochrechnungen, absteigend sortiert nach absoluten Veränderungen der letzten 5 Jahre
Quelle: WIP

		Jahre					Veränderung der letzten 5 Jahre	
Handelsname	Indikation	2019	2020	2021	2022	2023	Absolut	in %
ELIQUIS	Thromboseprophylaxe	92,3	104,0	114,9	135,1	151,0	58,7	63,6
XARELTO	Schlaganfall-Prophylaxe	113,2	112,6	111,6	118,6	119,2	6,0	5,3
ERLEADA	Prostatakarzinom	2,2	14,1	33,6	62,8	84,6	82,4	3.827,7
SHINGRIX	Herpes Zoster	7,9	26,3	35,6	75,2	84,5	76,6	967,1
XTANDI	Prostatakarzinom	55,4	59,9	64,8	78,9	83,3	27,9	50,3
EYLEA	Makuladegeneration	64,4	63,2	66,8	73,5	73,1	8,7	13,4
VYNDAQEL	Kardiomyopathie	11,7	35,6	62,9	60,5	69,8	58,1	497,2
JARDIANCE	Diabetes mellitus	22,9	27,4	32,0	46,4	69,7	46,8	204,1
LUCENTIS	Makuladegeneration	67,2	66,9	70,7	72,2	67,0	-,2	,0
STELARA	Plaque Psoriasis	31,2	38,6	47,2	56,4	62,5	31,3	100,2
ENTRESTO	Herzinsuffizienz	24,1	32,8	40,9	49,8	58,5	34,4	142,8
DUPIXENT	Dermatitis	11,1	20,5	31,6	43,8	54,7	43,6	392,0
FORXIGA	Diabetes	4,9	6,6	12,7	32,6	51,7	46,8	951,7
JAKAVI	Splenomegalie, Myelofibrose	33,1	37,3	42,4	48,2	51,6	18,5	55,9
IMBRUVICA	Lymphon, Leukämie	50,2	53,2	56,0	56,1	50,8	,6	1,3
DARZALEX	Multiples Myelom, Amyloidose	9,5	5,0	22,9	38,3	49,5	40,0	419,7
LIXIANA	Venenthrombosen, Lungenembolie	21,8	26,3	30,4	35,9	39,6	17,8	81,5
COSENTYX	Plaque-Psoriasis	37,9	36,6	35,6	36,0	37,4	-,4	-1,2
REPATHA	Hypercholesterinämie	15,9	26,1	29,4	34,1	35,6	19,7	123,7
HUMIRA	Rheumatoide Arthritis, u.a.	81,3	62,7	39,5	34,7	33,7	-47,6	-58,5

wegs schon das Ende der Entwicklung sein, da es in der PKV mehr Männer als Frauen gibt und die Prävalenz bzw. der pharmazeutische Bedarf groß ist.

Sichtbar durch die 5-Jahres Darstellung werden auch die hohen und wachsenden Rechnungsbeträge für Impfungen, wie dem Shingrix-Wirkstoff, der einen Schutz gegen das Herpes-Zoster Virus aufbaut. Als Ursache kommt die geänderte Empfehlung der Ständigen Impfkommission (STIKO) Ende 2018 in Betracht [76]. Seitdem gilt eine Empfehlung für Personen ab einem Alter von

60 Jahren sowie für Personen ab einem Alter von 50 Jahren mit besonderem Risikoprofil (Immundefizienz oder Immunsuppression, HIV-Infektion, Rheumatoider Arthritis, systemischer Lupus erythematodes, chronisch entzündliche Darmerkrankungen, chronisch obstruktive Lungenerkrankungen oder Asthma bronchiale, chronische Niereninsuffizienz, Diabetes mellitus). Letztere Risikogruppe erhielt eine Ausweitung auf Personen ab 18 Jahren von der Europäischen Arzneimittelbehörde (EMA) [77], vorläufig aber nicht von der STIKO. Diese behält sich vor, die aktuelle Datenlage sorgfältig zu prüfen. Es gilt, grundsätzliche Voraussetzungen (Dauer des Impfschutzes, bestmöglicher Impfschutz, Sicherung der Primärinfektion durch Laboruntersuchung, u.a.) und weitere Impfrisiken zu prüfen [77].

Zu den wachstumsstarken Arzneimitteln gehört Vyndaqel (Tafamidis). Der Wirkstoff erhielt zunächst im November 2011 seine Zulassung zur Behandlung für Erwachsene, die eine Transthyretin-Amyloidose mit beginnenden Nervenschädigungen (Polyneuropathie) und Symptomen aufweisen [75]. Die Indikation erhielt im Oktober 2020 eine Ausweitung um Herzmuskelerkrankungen (Kardiomyopathie), die nun mit dem Wirkstoff Tafamidis behandelt werden können. Vor Vyndaqel gab es keine Behandlungsoption für Patienten mit dieser Indikation.

Starke Steigerungen in den Umsatzzahlen zeigte ebenso Dupixent (Dupilumab). Dupilumab bekam einen positiven bzw. beträchtlichen Zusatznutzen durch den Gemeinsamen Bundesausschuss (G-BA) für die Behandlung der mittelschweren bis schweren Neurodermitis bei Kindern und Erwachsenen bescheinigt. Der Wirkstoff erhielt seine Zulassung ab Ende 2017 und zeigt eine zeitverzögerte Implementierungsphase.

Das Arzneimittel Entresto ist eine Fixkombination aus Sacubitril (Neprilysin-Inhibitor) und Valsartan (Angiotensin-Rezeptor-Blocker) und dient der Behandlung der Herzinsuffizienz. In den Indikatoren Mortalität und Morbidität zeigte sich eine Überlegenheit im Vergleich zur zweckmäßigen Vergleichstherapie Enalapril (ACE-Hemmer). Ein beträchtlicher Zusatznutzen konnten für einige Indikations- und Patientengruppen nachgewiesen werden. Die Wirkstoffkombination erhielt Einzug in die internationalen Leitlinien (European Society of Cardiology, ESC) und gilt als Primärtherapie [40].

Erwähnenswert ist die Entwicklung von DARZALEX (Daratumumab), das in Kombination mit Bortezomib, Lenalidomid und Dexamethason u.a. zur Behandlung des multiplen Myeloms eingesetzt wird. Als „orphan drug" geriet dieses Medikament in die Versorgung per se mit einem Zusatznutzen, bis die vom G-BA festgelegte Umsatzschwelle von 50 Mio. € erreicht wurde (gemessen in GKV-Umsätzen). Im Februar 2018 folgte die Aberkennung des „orphan drug" Status und leitete eine reguläre Nutzenbewertung nach § 35a SGB V (AMNOG) ein. Nach Prüfung des Arzneimitteldossiers kam das Institut für Qualität und Wirtschaftlichkeit im Gesundheitswesen (IQWIG) zu der Einschätzung, dass DARZALEX einen „nicht quantifizierbaren Zusatznutzen" aufgrund eines nicht zweckmäßigen Komparators wählte [41]. Letztlich zeigen aber die Umsatzzahlen die stark gewachsene Bedeutung dieses Arzneimittels. Von 2019 bis 2023 stiegen die Rechnungsbeträge um 40,0 Mio. € auf mittlerweile 49,5 Mio. € allein in der PKV. Dieser Betrag gilt jedoch ohne die Umsätze der o.g. Kombinationspräparate, die mit in dieser Berechnung einbezogen werden müssen. In der Gesamtschau verursachen die TOP 20 umsatzstärksten Arzneimittel durchschnittlich 19,0% der Rechnungsbeträge im Jahr 2023. Dieser Anteil ist von 12,2% (2019) in den letzten 5 Jahren stetig gewachsen. Dieses Wachstum

Tab. 18 Defined Daily Dose der umsatzstärksten Arzneimittel der Privatversicherten (in Mio.)
Legende: Datenbankstand vom 03.02.2025, Kopfschäden vom 19.07.2024, gebundene Hochrechnungen, absteigend sortiert nach absoluten Veränderungen der Umsätze in den letzten 5 Jahren (s. Tab. 17)
Quelle: WIP

Präparat (Wirkstoff)	Hauptindikation	Jahre					Veränderung 5 Jahre	
		2019	2020	2021	2022	2023	Absolut in Mio.	in %
ELIQUIS	Thromboseprophylaxe	28,6	33,4	37,2	44,1	51,1	22,5	78,6
XARELTO	Schlaganfall-Prophylaxe	32,7	32,6	32,0	33,6	33,6	0,8	2,5
ERLEADA	Prostatakarzinom	0,0	0,1	0,3	0,6	0,8	0,8	7.459,9
SHINGRIX	Herpes Zoster	0,1	0,2	0,3	0,4	0,4	0,4	513,9
XTANDI	Prostatakarzinom	0,4	0,5	0,5	0,7	0,7	0,3	69,6
EYLEA	Makuladegeneration	3,4	3,4	3,6	3,9	4,0	0,6	17,3
VYNDAQEL	Kardiomyopathie	0,0	0,1	0,2	0,4	0,5	0,5	2.991,2
JARDIANCE	Diabetes mellitus	10,8	12,9	14,9	20,0	25,8	15,0	139,6
LUCENTIS	Makuladegeneration	1,6	1,6	1,6	1,7	1,6	0,1	3,9
STELARA	Plaque Psoriasis	1,0	1,2	1,5	1,8	2,1	1,1	113,5
ENTRESTO	Herzinsuffizienz	4,3	6,0	7,4	10,1	12,7	8,4	194,2
DUPIXENT	Dermatitis	0,2	0,4	0,6	0,9	1,2	1,0	467,4
FORXIGA	Diabetes	4,6	5,4	7,5	13,1	19,8	15,2	330,6
JAKAVI	Splenomegalie, Myelofibrose	0,2	0,2	0,3	0,3	0,3	0,1	53,1
IMBRUVICA	Lymphon, Leukämie	0,2	0,2	0,2	0,3	0,3	0,1	26,5
DARZALEX	Multiples Myelom, Amyloidose	0,1	0,0	0,2	0,2	0,2	0,2	337,9
LIXIANA	Venenthrombosen, Lungenembolie	7,6	9,4	10,8	12,8	14,5	6,9	89,9
COSENTYX	Plaque-Psoriasis	0,6	0,6	0,6	0,7	0,7	0,1	17,3
REPATHA	Hypercholesterinämie	0,8	1,5	1,8	2,1	2,5	1,7	206,5
HUMIRA	Rheumatoide Arthritis, u.a.	1,3	1,1	0,9	1,0	1,0	−0,3	−26,2

geht auf die kontinuierliche und flächendeckende Versorgung in einer oder mehreren Indikationen zurück, die eine älter werdenden Population mit einem wachsenden pharmazeutischen Bedarf auslöst. Daher ist die mengenbezogene Versorgungslast dieser Z Medikamente interessant.

Hinter den umsatzstärksten Arzneimitteln der Privatversicherten zeigen sich nahezu durchgehend stark steigende Mengen, die Tabelle 18 in durchschnittlichen Tagesdosen für Erhaltungstherapien wiedergibt. An der Spitze stehen Präparate wie Erleada zur Versorgung des Prostatakarzinoms oder Vyndaqel zur Behandlung der Kardiomyopathie. Die bisherigen Blockbuster Eliquis, Jardiance oder Forxiga zeigen alle einen insgesamt wachsenden medizinischen Bedarf in absoluten Einheiten. Lediglich bei Humira ist aufgrund der verfügbaren Biosimilars der rückläufige Mengenbedarf zu erkennen. Auffällig sind die relativen Steigerungen von Shingrix, Dupixent und Repatha. Letzteres Präparat setzt den allgemeinen Trend fort, den die PCSK-9 Inhibitoren zur Behandlung der Hypercholesterinämie und gemischten Dyslipidämie zusätzlich zu einer diätetischen Therapie definieren.

9.2 PKV-Marktanteile der umsatzstärksten Arzneimittel

Die PKV versteht sich als Innovationsmotor. Besonders gut zeigen das die PKV-Marktanteile der umsatzstärksten Medikamente, die meist größer als 10,5% sind und damit höher als der eigentliche PKV-Bevölkerungsanteil. Um den PKV-Marktanteil berechnen zu können, sind die GKV-Zahlen für die PKV-relevanten Arzneimittel notwendig. Die Liste der TOP 20-Arzneimittel in der GKV offenbart, dass es sich nahezu um die gleichen Arzneimittel wie in der PKV handelt. Einzige Ausnahmen bilden die Arzneimittel Keytruda (Pembrolizumab), Opdivio (Nivolumab) und Ocrevus (Orelizumab) mit einem Umsatzvolumen von insgesamt 2,25 Mrd. € (2023) in der GKV. Diese Arzneimittel kommen in der PKV zwar auch vor, sind aber in Folge von Erfassungsproblemen und in Abhängigkeit von den Darreichungsformen nicht in der hier geforderten Form aggregiert verfügbar und unter den TOP 20 umsatzstärksten Arzneimitteln.

Die Betrachtung der Veränderungen in Prozentpunkten teilt die Tabelle 19 in zwei Hälften. Eine Gruppe von Arzneimitteln mit wachsenden Marktanteilen einerseits und die Gruppe der abnehmenden PKV-Marktanteile andererseits. In der ersten Gruppe sticht vor allem Shingrix (Herpes Zoster Impfung) heraus, bei dem sich der PKV-Marktanteil nahezu verdoppelt hat. Diese Zahl ist eher ein Artefakt, da starke Verzerrungen infolge der GKV-Abrechnungslogik auftreten. Hier kann entweder der Arzt über seinen angemeldeten Sprechstundenbedarf oder per Verordnung eine Impfung verabreichen. In der Sprechstundenbedarfs-Variante tauchen die Verbrauchsdaten in den verwendeten GKV-Daten (PharmAnalyst, WidO) nicht auf, was den PKV-Marktanteil so stark steigen lässt. Die spezifischen Wirkstoffanteile aus den Daten zum Sprechstundenbedarf in der GKV zu ermitteln ist methodisch nahezu genau so

Tab. 19 PKV-Marktanteile der umsatzstärksten Arzneimittel aus Sicht der Rechnungsbeträge
Legende: Datenbankstand vom 03.02.2025, Kopfschäden vom 19.07.2024, gebundene Hochrechnungen, absteigend sortiert nach Umsätzen in den letzten 5 Jahren (s. Tab. 18), ohne Zubereitungen (SonderPZN)
Quelle: WIP, PharmAnalyst (WidO)

Präparat (Wirkstoff)	Jahre					Veränderung 5 Jahre	
	2019	2020	2021	2022	2023	%-Pkt.	p.a.
SHINGRIX (Subunit-Totimpfstoff)	45,7	56,9	71,8	83,6	90,0	44,3	8,9
ERLEADA (Apalutamid)	12,2	16,9	18,4	19,6	19,5	7,3	1,5
HUMIRA (Adalimumab)	10,4	11,9	13,3	13,8	14,0	3,6	0,7
DARZALEX (Daratumumab)	3,7	1,4	4,2	5,3	5,8	2,1	0,4
REPATHA (Evolocumab)	21,1	21,3	20,9	21,7	22,5	1,4	0,3
LIXIANA (Edoxaban tosilat)	6,7	6,7	6,7	7,3	7,9	1,2	0,2
ELIQUIS (Apixaban)	9,8	9,6	9,3	9,7	10,1	0,3	0,1
XARELTO (Rivaroxaban)	12,9	12,5	11,9	12,1	13,1	0,2	0,0
JAKAVI (Ruxolitinib)	12,1	11,9	11,9	12,2	12,4	0,2	0,0
FORXIGA (Dapagliflozin)	7,8	6,5	6,5	7,0	7,9	0,1	0,0
STELARA (Ustekinumab)	7,0	6,6	6,4	6,6	6,7	−0,3	−0,1
DUPIXENT (Dupilumab)	10,3	10,0	9,9	9,8	9,9	−0,4	−0,1
XTANDI (Enzalutamid)	15,2	14,7	13,7	14,3	14,6	−0,6	−0,1
LUCENTIS (Ranibizumab)	14,8	13,8	13,0	13,4	14,1	−0,7	−0,1
COSENTYX (Secukinumab)	10,1	9,6	9,2	9,2	9,1	−1,0	−0,2
ENTRESTO (Valsartan u Sacubitril)	11,4	10,8	10,1	10,4	10,3	−1,1	−0,2
JARDIANCE (Empagliflozin)	10,4	10,1	9,4	9,1	9,3	−1,1	−0,2
IMBRUVICA (Ibrutinib)	14,0	11,6	11,3	11,5	11,9	−2,1	−0,4
EYLEA (Aflibercept)	15,6	13,8	11,9	12,3	12,4	−3,3	−0,7
VYNDAQEL (Tafamidis)	31,4	20,1	16,9	17,9	17,9	−13,5	−2,7
Durchschnitt (TOP 20)	**14,1**	**13,8**	**14,3**	**15,3**	**16,0**	**1,8**	**0,4**

schwierig, wie den Praxisbedarf nach der PKV-Abrechnungslogik zu erhalten. Allerdings spielt der GKV-Sprechstundenbedarf scheinbar eine größere Rolle als der PKV-Praxisbedarf in diesem konkreten Falle. In der PKV dominiert hier eher die Impfung per Verordnung durch den Arzt bzw. die Apotheke.

Bei Erleada kam es in den letzten 5 Jahren zu einer starken Steigerung des PKV-Marktanteils von 12,2% (2019) auf mittlerweile 19,5% (2023) um 7,3 Prozentpunkte. Dieser Anstieg dürfte eher an den knapp 60% Männern in der PKV (s.

Tab. 2) liegen, die aufgrund des Alters und der höheren Behandlungsprävalenz einen wesentlichen Beitrag zu einem höheren PKV-Marktanteil beitragen.

Ein anderes Erklärungsmuster wiederum liefert Humira (Adalimumab), das aus Sicht der PKV als einziges umsatzstarkes Medikament eine rückläufige Mengenentwicklung zeigte (s. Tab. 17). Die PKV-Marktanteile aber zeigen, dass es wachsende Anteilswerte gibt. Wie ist das möglich? Das Arzneimittel verlor sein Patent im Oktober 2018 und viele Biosimilare drängen seitdem auf den Markt. In der GKV folgte ein Switch vom Referenzprodukt hin zu Biosimilars über die Steuerungsmechanismen der Kassenärztlichen Vereinigungen (KV). Zielquoten je Facharztgruppen sorgen seitdem für stark steigende Biosimilarquoten in der GKV. In der PKV hingegen können die Privatversicherten beim Originator, d.h. HUMIRA bleiben, ohne eine medizinisch notwendige Veränderung vornehmen zu müssen. Wie Tabelle 19 zeigte, erfolgte der „Switch" wesentlich langsamer. Folglich stiegen die PKV-Marktanteile von 10,4% (2019) auf 14,0% (2023).

Bei Eliquis ist der PKV-Marktanteil von 9,8% (2019) auf 10,1% (2023) gestiegen. Geht man von der Annahme aus, dass es in der PKV wie GKV eine vergleichbare Prävalenz zur Thromboseprophylaxe gibt, dann entspricht der PKV-Marktanteil von 10,1% im Jahr 2023 nun ungefähr dem PKV-Populationsanteil von 10,5% an der Gesamtbevölkerung. Allerdings muss nicht immer die unterschiedliche Behandlungsprävalenz den Ausschlag für sinkende oder fallende PKV-Marktanteile geben. Denn zusätzlich gibt es einen administrativen Verzögerungseffekt, der bei der Einführung eines neuen Medikamentes auf der KV-Ebene entsteht. Die Furcht vor Regressen lässt Ärzte zögern, neuen Medikamente frühzeitig zu verwenden. Da es diese Ebene bei den Privatversicherten so nicht gibt, werden neue Medikamente nach Zulassung schneller verwendet. Höhere PKV-Marktanteile sind die Folge. Mit der Zeit aber etablieren sich die GKV-Verordnungen (z.B. über Praxisbesonderheiten oder andere Ausnahmeregelungen), sodass auch die gesetzlichen Versicherten vermehrt neue Medikamente erhalten. In der Folge steigen das Verordnungsvolumen und der GKV-Anteil. Komplementär dazu sinken die PKV-Anteile wie bei Vyndaqel als Extrembeispiel von 31,4% (2019) auf 17,9 (2023) um nahezu die Hälfte. Der Lebenszyklus eines Arzneimittels, die Behandlungsprävalenz sowie die Erstattungsregeln in der GKV entscheiden über die Höhe des PKV-Marktanteils.

Die DDD-Perspektive offenbart übereinstimmend mit der monetären Perspektive sowohl wachsende wie auch sinkende PKV-Marktanteile in den letzten 5 Jahren (s. Tab. 20). In der Gesamtschau zeigt aber der Durchschnittswert, dass der PKV-Marktanteil in DDD bei den umsatzstärksten Medikamenten in den letzten 5 Jahren um 3 Prozentpunkte gewachsen ist. Auch ohne Preiseffekte, wie bei den umsatzbezogenen PKV-Marktanteilen, belegen die Mengenangaben die überproportionale Beteiligung der Privatversicherten an pharmazeutischen Innovationen. Über alle TOP 20 umsatzstärkste Arzneimittel betrug der PKV-Marktanteil sowohl in Rechnungsbeträge als auch in DDD mehr als 16% im Jahr 2023.

Tab. 20 PKV-Marktanteile der umsatzstärksten Arzneimittel aus Sicht der Defined Daily Dose
Legende: Datenbankstand vom 03.02.2025, Kopfschäden vom 19.07.2024, gebundene Hochrechnungen, absteigend sortiert nach absoluten Veränderungen der letzten 5 Jahre, ohne Zubereitungen (SonderPZN)
Quelle: Eigene Berechnungen mit Daten des WIP und des PharmAnalyst (WidO)

Präparat (Wirkstoff)	Jahre					Veränderung 5 Jahre	
	2019	2020	2021	2022	2023	%-Pkt.	p.a.
SHINGRIX	53,9	54,9	71,9	83,3	89,9	36,0	7,2
VYNDAQEL	21,7	34,9	35,3	38,2	37,7	16,0	3,2
ERLEADA	9,2	16,5	18,1	19,2	19,1	9,9	2,0
HUMIRA	10,2	11,6	12,5	13,4	13,7	3,5	0,7
DARZALEX	3,9	1,6	5,9	5,3	5,4	1,5	0,3
REPATHA	20,5	20,8	20,6	21,3	22,0	1,5	0,3
LIXIANA	6,8	6,8	6,9	7,4	8,0	1,2	0,2
FORXIGA	7,4	6,7	6,5	7,3	7,8	0,4	0,1
ELIQUIS	10,1	9,7	9,5	9,9	10,2	0,1	0,0
XARELTO	12,3	11,7	11,2	11,3	12,2	-0,1	0,0
JAKAVI	12,3	11,9	11,8	12,1	12,2	-0,2	0,0
IMBRUVICA	12,0	10,0	9,8	11,3	11,8	-0,3	-0,1
DUPIXENT	10,1	9,9	9,7	9,7	9,7	-0,4	-0,1
STELARA	8,4	7,9	7,5	7,5	7,9	-0,5	-0,1
LUCENTIS	14,6	13,7	13,0	13,4	13,9	-0,7	-0,1
XTANDI	15,1	14,6	13,5	14,0	14,3	-0,8	-0,2
JARDIANCE	10,3	9,9	9,4	9,2	9,2	-1,1	-0,2
COSENTYX	10,0	9,5	9,0	9,1	9,0	-1,1	-0,2
ENTRESTO	11,2	10,5	9,9	10,0	10,1	-1,1	-0,2
EYLEA	15,4	13,6	11,8	12,0	12,1	-3,3	-0,7
Durchschnitt (TOP 20)	**13,8**	**14,3**	**15,2**	**16,3**	**16,8**	**3,0**	**0,6**

Im Vergleich zur GKV sind für die PKV jedoch nur die Mengen (und Umsätze) der Fertigarzneimittel mit Bezug über die Apotheken erfasst. Die GKV-Statistiken hingegen integrieren zusätzlich die Arzneimittelverbräuche der SonderPZN und Rezepturen (z.B. flüssig abgegebene Pharmazeutika), aber nicht die Impfstoffe aus dem Sprechstundenbedarf. Insofern muss man annehmen, dass der PKV-Anteil an pharmazeutischen Innovationen etwas niedriger ist als die hier dargestellten Zahlen signalisieren.

10

Neue Medikamente

Neue Medikamente spielen bei Privatversicherten eine große Rolle. Die Auswertung zu den Marktsegmenten (beispielsweise Tab. 5) konnten bereits belegen, welche Rechnungsbeträge und Versorgungslasten die patentgeschützten Arzneimittel bei Privatversicherten tragen. Die Verfügbarkeit neuer Arzneimittel und die Auswahl neuer Medikamente nach medizinischen Kriterien tragen dazu bei, dass pharmazeutische Innovationen oft die etablierten Arzneimittel ersetzen. Die schnelle Verfügbarkeit und Nutzung von neuen Arzneimitteln für Privatversicherte sind bereits vielfach belegt. Die überproportional hohen PKV-Marktanteile in den ersten Jahren ab Zulassung sind bereits gut beschrieben [34, 41, 43, 64]. In den Folgejahren sinken die PKV-Marktanteile üblicherweise, da die Verordnungszahlen für gesetzlich Versicherte, und damit das Gesamtvolumen einer Arzneimittelgeneration, ansteigen. Die Zeitverzögerung in der GKV erklärt sich vor dem regulatorischen Rahmen jeder einzelnen Kassenärztlichen Vereinigung, die das Verordnungsverhalten der niedergelassenen Ärzte beeinflussen (s.u.).

10.1 Neue Medikamente der letzten 5 Jahre (2019 bis 2023)

In den letzten 5 Jahren (2019 bis 2023) erhielten insgesamt 201 neue Arzneimittel Zugang zum deutschen Arzneimittelmarkt. Im Durchschnitt waren das etwa 40 medizinische Produkte. Auffällig dabei sind die großen Schwankungen zwischen den einzelnen Jahren (s. Tab. 21).

Tab. 21 Anzahl neuer Medikamente und Orphan drugs
Quelle: Arzneiverordnungs-Report [38, 63, 86], Verband forschender Arzneimittelhersteller [87]

Jahr	Neue Medikamente	Orphan drugs	
	Anzahl	Anzahl	in %
2011	24	2	8,3
2012	23	5	21,7
2013	27	3	11,1
2014	47	14	29,8
2015	38	13	34,2
2016	34	8	23,5
2017	34	8	23,5
2018	37	6	16,2
2019	31	9	29,0
2020	36	7	19,4
2021	49	14	28,6
2022	52	19	36,5
2023	33	12	36,4
Gesamt	**465**	**120**	**25,8**
Durchschnitt	**35,8**	**9,2**	

Seit 2011 kamen in etwa 35 Arzneimittel pro Jahr auf den Markt, d.h. in den letzten 5 Jahren sind im Zeitverlauf etwas mehr neue Arzneimittel (durchschnittlich 5 Arzneimittel) auf den deutschen Markt hinzugekommen. Im Berichtsjahr 2023 kamen 33 neue Arzneimittel hinzu, was unterhalb der mittel- und langfristigen Entwicklung liegt.

Unter den insgesamt 465 neu zugelassenen Medikamenten gibt es Arzneimittel, die der pharmazeutischen Versorgung von seltenen Erkrankungen, d.h. orphan drugs, dienen. Seit 2011 waren das insgesamt 120 Arzneimittel, die mit ihrer Zulassung zunächst den „orphan drug“ Status mitbrachten. Der damit verbundene Anteil von 25,8% ist etwas niedriger als in den letzten 5 Jahren mit 30,4%. Ein leicht steigender Trend lässt sich anhand dieser Verteilungen ableiten. Alle pharmakologischen Innovationen beziehen sich auf unterschiedliche Organe bzw. Erkrankungen und bildeten in den Jahren 2019 bis 2023 einen Schwerpunkt bei den antineoplastischen und immunmodulierenden Mitteln. Die Tabelle 22 zeigt die Verteilungen.

Über die Jahre 2019 bis 2023 gab es durchschnittlich 16 neue Medikamente im Bereich der antineoplastischen und immunmodulierenden Mittel. Alle anderen Innovationsbereiche der letzten 5 Jahre kommen mit durchschnittlich 6 bis 3 Innovation je Jahr aus (Antiinfektiva, Blut und blutbildende Organe, alimen-

Tab. 22 Verteilung neuer Medikamente auf ATC-Hauptgruppen
Legende: n = 3 Präparate ohne ATC-Angabe
Quelle: Arzneiverordnungs-Report [38, 63, 86], Verband forschender Arzneimittelhersteller [87]

ATC Hauptgruppe	2019	2020	2021	2022	2023	Durchschnitt
Antineoplastische/immunmod Mittel	16	14	17	19	15	16,2
Antiinfektiva	3	2	8	13	4	6,0
Blut und blutbildende Organe	4	4	4	3	1	3,2
Alimentäres System	1	2	3	4	4	2,8
Nervensystem	3	2	3	3	1	2,4
Varia	2	2	2	3	2	2,2
Kardiovaskuläres System	1	2	4	1	2	2,0
Dermatika	0	2	2	2	1	1,4
Muskel- und Skelettsystem	0	3	2	1	0	1,2
Hormonpräparate	0	1	1	1	2	1,0
Sinnesorgane	1	1	0	1	0	0,6
Respirationstrakt	0	1	0	1	0	0,4
Urogenitalsystem und Sexualhormone	0	0	1	0	0	0,2
Summe	**31**	**36**	**47**	**52**	**32**	**39,6**

täres System) – oder deutlich weniger (alle anderen ATC-Bereiche). Die Priorität der forschenden Pharmahersteller liegt damit – wie in den vergangenen Jahren auch – eindeutig auf antineoplastische und immunmodulierende Arzneimittel. Eine Konzentration auf den demographischen und epidemiologischen Wandel, d.h. mehr ältere Menschen mit chronischen Erkrankungen, lässt sich hier gut erkennen.

10.2 PKV-Marktanteile neuer Arzneimittel

Alle bisherigen Untersuchungen zum PKV-Marktanteil von neuen Arzneimitteln zeigten übereinstimmend einen zunächst sehr hohen PKV-Marktanteil im Jahr der Markteinführung, der dann im Laufe der folgenden Jahre stetig abnahm. Der Bedarf an neuen Medikamenten ließ aber nicht bei den Privatversicherten nach, sondern die Nachfrage der gesetzlichen Versicherten nahm zeitverzögert zu [34, 41, 43, 64]. Damit wuchs das gesamte Verordnungsvolumen, sodass die PKV-Marktanteile langsam auf ein „normales Maß" entsprechend der Behandlungsprävalenz der Privatversicherten zurückgingen.

Die Ursache des schnellen PKV-Marktzugangs und des nur langsam wachsenden Versorgungsanteils der GKV hängt mit nationalen bzw. regionalen Steuerungswirkungen zusammen. Denn neue Medikamente werden in aller Regel auf europäischer Ebene zugelassen und durchlaufen anschließend auf nationaler Ebene den Prozess der frühen Nutzenbewertung nach § 35a SGB V. Dabei ist das Verfahren in Deutschland eines der schnellsten in ganz Europa [88]. Theoretisch könnten in Deutschland grundsätzlich alle Versicherten den gleichen Zugang zu neuen Medikamenten ab Marktzulassung erhalten.

In der Verordnungspraxis aber bleibt das Verordnungsverhalten der Ärzte für gesetzlich Versicherte zögerlich und ändert sich oft erst mit der Festlegung des Zusatznutzens und eines Erstattungsbetrages, der spätestens nach einem Jahr feststeht. Die Höhe des Erstattungsbetrages liegt oft unter dem zu Beginn festgelegten Einstandspreis. Daher ist der verordnende Arzt im System der GKV zunächst zögerlich, da er während des ersten Jahres mögliche Regressforderungen wegen Missachtung des Wirtschaftlichkeitsgebotes (§ 12 SGB V) fürchtet. Denn eine Überschreitung des Richtgrößenvolumens je Arztpraxis oder der Leitsubstanz (oder welchen KV-spezifischen Prüfkriteriums auch immer) muss gesondert mit den Eigenschaften der Versicherten erklärt werden, d.h. eine höhere Krankheitslast von mehr und/oder neuen Patienten. Preisaufschläge von neuen und innovativen, aber möglicherweise wirksameren Medikamenten können nur mit Einschränkungen und ganz bestimmten Voraussetzungen als Praxisbesonderheiten deklariert werden.

Vor diesem Hintergrund erklärt sich, weshalb erst zeitverzögert die Verordnungs- und Umsatzzahlen für neue Medikamente bei den gesetzlich Versicherten wachsen. In der Folge wächst das Marktvolumen, während die Behandlungsprävalenz der privat Versicherten tendenziell gleichbleibt. Vor diesem Hintergrund sinken die Marktanteile für die PKV kontinuierlich, je länger das Jahr der Markteinführung eines neuen Medikamentes zurückliegt. Die folgenden Analysen dienen daher dem Zweck, den „Corona-Impact" auch auf der Ebene der neuen Medikamente etwas genauer zu beschreiben. Eine zentrale Voraussetzung dieser Analysen fußt auf der zentralen Annahme, dass vergleichbare Behandlungsprävalenzen zwischen privat und gesetzlich Versicherten vorliegen.

10.2.1 INSIGHT Health Daten für die GKV

Die Daten zum ambulanten Arzneimittelverbrauch der gesetzlich Versicherten stammten vom Datendienstleister INSIGHT Health. Die Datenerfassung setzt bei den Apothekenrechenzentren an, um den Verbrauch von Fertigarzneimitteln bei den gesetzlichen Versicherten zu messen. Die Rezeptabrechnungen dienen dabei als Ausgangspunkt. Zubereitungen, Hilfsmittel und nicht-verschreibungspflichtige Arzneimittel waren ausgeschlossen. Der Datensatz hat keine Volumenbeschränkungen, d.h. auch kleinste Verbräuche, wie bei Arzneimitteln für seltene Erkrankungen (orphan drugs), werden erfasst. Die Daten schließen alle Verordnungsdaten bis 2023 ein und beziehen sich ausschließlich auf Wirkstoffe, die den AMNOG-Prozess durchliefen.

10.2.2 PKV-GKV-Verordnungszahlen neuer Medikamente

Die höhere Diffusionsgeschwindigkeit neuer Arzneimittel für Privatversicherte bezieht sich zunächst auf das erste Jahr nach Zulassung. Ab dem zweiten Jahr wächst das Verordnungsvolumen mit einer steigenden Nachfrage der gesetzlich Versicherten, sodass die PKV-Marktanteile nicht mehr wachsen bzw. langsam fallend verlaufen. Dabei handelt es sich nicht um ein temporäres Phänomen, dass von einer Generation von Medikamenten und den unterschiedlichen Behandlungsprävalenzen in PKV und GKV abhängt. Die Tabelle 23 gibt den Überblick.

Die Arzneimittel der Generation 2012 erreichten im ersten Abrechnungs- bzw. Beobachtungsjahr 2012 einen PKV-Marktanteil von 19,1%. Dieser Anteil ist deutlich höher als 10,5%, was dem Bedarf der Privatversicherten gemäß ihres PKV-Bevölkerungsanteils entsprochen hätte. Das hohe Einstiegsniveau im ersten Jahr der Markteinführung ist ebenfalls bei den neuen Arzneimitteln der Generation 2013 und 2016 bis 2017 sowie 2022 zu beobachten. Folglich ergeben sich in diesen Jahrgängen sinkende PKV-Marktanteile. In den anderen Jahren (2014, 2015, 2018 bis 2021) war das Einstiegsniveau des PKV-Marktanteils niedriger oder gleich dem PKV-Bevölkerungsanteil und zeigte im Laufe der Zeit wachsende PKV-Marktanteile. Die Annahme der vergleichbaren Behandlungsprävalenzen zwischen GKV- und PKV-Versicherten stimmt insofern mit Beginn der Einführungsphase eines Medikamentes überein. Allerdings ist im Zeitverlauf bei den

Tab. 23 PKV-Marktanteile in % bei neuen Arzneimitteln je Generation
Legende: Marktanteile auf Basis von Verordnungen, Datenbankstand vom 03.02.2025, Kopfschäden vom 19.07.2024, gebundene Hochrechnungen
Quelle: WIP (2012–2023), INSIGHT Health (2012–2023)

Arzneimittel der Generation	PKV-Marktanteile in % je Beobachtungsjahr											
	2012	2013	2014	2015	2016	2017	2018	2019	2020	2021	2022	2023
2012	19,1	21,0	17,2	14,3	14,1	13,7	13,5	13,5	12,7	11,4	11,1	10,8
2013	-	21,3	21,5	21,0	21,4	21,3	22,2	23,9	25,4	22,1	23,5	18,3
2014	-	-	8,1	7,9	7,9	8,0	8,6	12,4	11,8	11,5	10,7	10,8
2015	-	-	-	5,8	13,7	12,6	10,9	11,3	10,4	10,2	9,8	9,9
2016	-	-	-	-	14,2	15,0	13,8	14,0	13,2	12,7	11,8	11,6
2017	-	-	-	-	-	14,7	11,0	10,9	10,7	10,4	10,0	10,3
2018	-	-	-	-	-	-	20,2	33,8	34,0	27,7	29,5	25,1
2019	-	-	-	-	-	-	-	11,9	12,8	13,5	13,4	15,1
2020	-	-	-	-	-	-	-	-	10,0	13,0	14,0	14,3
2021	-	-	-	-	-	-	-	-	-	9,6	14,5	15,0
2022	-	-	-	-	-	-	-	-	-	-	28,4	20,2
2023	-	-	-	-	-	-	-	-	-	-	-	18,4

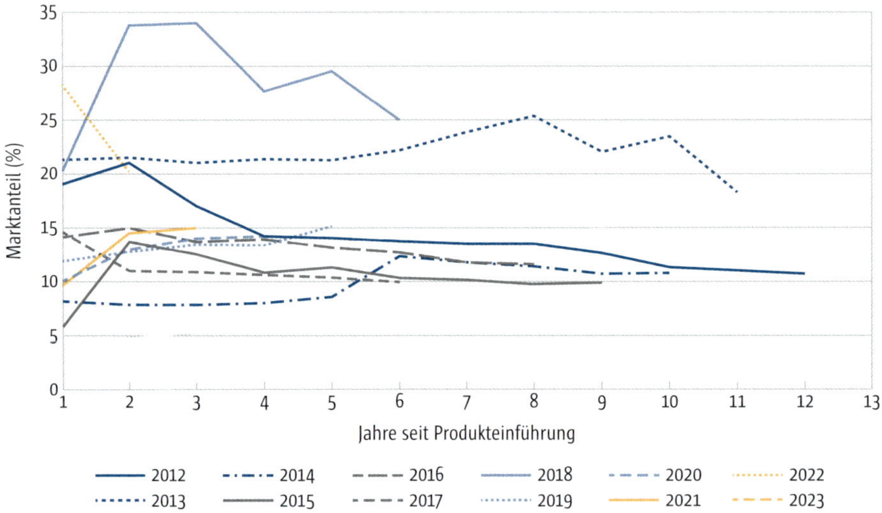

Abb. 15 Durchschnittlicher PKV-Marktanteil neuer Medikamente je Generation ab Markteinführung
Legende: Datenbankstand vom 03.02.2025, Kopfschäden vom 19.07.2024, gebundene Hochrechnungen
Quelle: WIP, INSIGHT HEALTH für GKV-Daten

Arzneimittel-Generationen 2014 und 2015 (m.E. auch Generation 2020) ein Anstieg der PKV-Marktanteile im Jahr 2019 zu beobachten, der im Vergleich zu den anderen Arzneimittel-Generationen wesentlich deutlicher ausfällt. Diese Niveau-Verschiebung ist methodisch zu erklären. Seit dem Jahr 2019 melden alle Projektteilnehmer ihre Arzneimitteldaten im gleichen Umfang nach identischen Auswahlkriterien. Zudem ist aus anderen Statistiken bekannt, dass gesetzlich wie privat Versicherte in den Pandemiejahren 2020 und 2021 seltener den persönlich ambulanten Arztkontakt suchten. Bei den Privatversicherten führte dies in Summe zunächst zu weniger Einreichungen von Verordnungen, während die Inanspruchnahme unverändert blieb. Die Abbildung 15 zeigt die PKV-Marktanteile je Generation neuer Medikamente.

Die Generationen neuer Arzneimittel zeigen aus dieser Perspektive kein einheitliches Muster. Dies liegt zum Teil an den unterschiedlich langen Beobachtungszeiten. Während die Generation 2012 (längste Linie) über 12 Punktschätzer verfügt, ist die Generation 2023 infolge eines einzelnen Datenpunktes nicht sichtbar. Im Allgemeinen zeigen die Graphen in Abbildung 15 aber auch, wie stark die Schwankungen zwischen den einzelnen Jahren und Generationen von neuen Medikamenten ausfallen können. Daher bietet es sich an, die Komplexität weiter zu reduzieren und die einzelnen Datenpunkte weiter zu verdichten. Ein erster Ansatz dazu kann sein, die durchschnittlichen Marktanteile je Jahr über alle Generationen der neuen Medikamente als Mittelwerte zusammenzufassen und die Präzision anhand der Konfidenzintervalle zu quantifizieren.

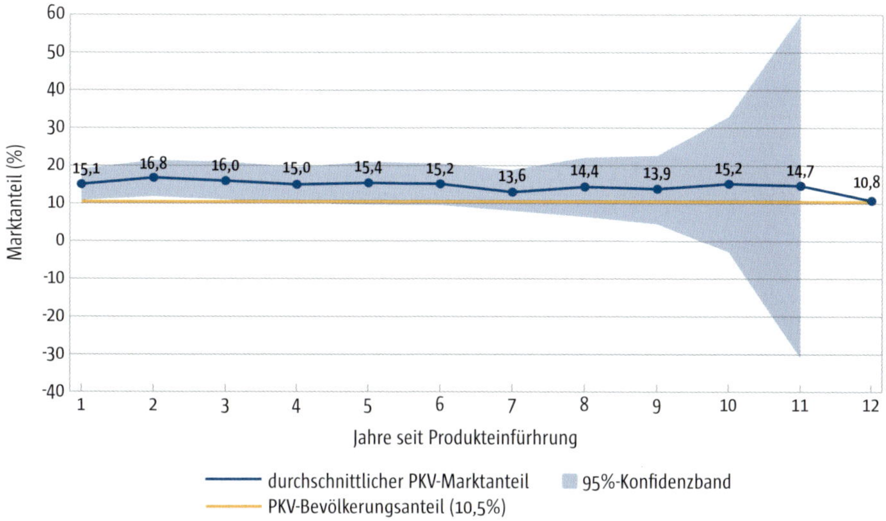

Abb. 16 Durchschnittliche PKV-Marktanteile neuer Medikamente
Datenbankstand vom 03.02.2025, Kopfschäden vom 19.07.2024, gebundene Hochrechnungen
Quelle: WIP, INSIGHT HEALTH für GKV-Daten

Den durchschnittlichen PKV-Marktanteil zeigt die dunkelblaue Linie, die von der hellblauen Fläche bzw. dem Konfidenzband umgeben ist. Die orangene Linie zeigt den PKV-Bevölkerungsanteil von 10,5 Prozent. Die Abbildung 16 zeigt vergleichsweise konstante PKV-Marktanteile über die Beobachtungsjahre hinweg mit einem geringen Schwankungsbereich, sodass von eher präzisen und zuverlässigen Schätzwerten ausgegangen werden kann. Diese Aussage wird ab dem 9. Beobachtungsjahr zunehmend schwächer. Der Konfidenzbereich um die Punktschätzer herum entwickelt sich sehr weit und verliert an Präzision. Das ist auf die geringere Anzahl an Datenpunkten zurückzuführen, was man anhand des fehlenden Konfidenzintervalls für den letzten Wert (10,8%, Jahr 12 der Generation 2012 neuer Medikamente, s. Abb. 15) gut nachvollziehen kann. Konzentriert man sich jedoch auf die ersten 9 bis 10 Jahre nach Markteinführung, so ist der systematische Unterschied zum eigenen Bevölkerungsanteil von 10,5% gut erkennbar. Die Privatversicherten erhalten und finanzieren überproportional viele neue Medikamente.

Methodisch ist anzumerken, dass die Berechnung der Durchschnitte über die jeweiligen Jahre nach Markteinführung hinweg nicht die Verläufe der einzelnen Generationen abbilden kann. Wie die Abbildung 13 schon zeigte, setzen manche Entwicklungen bei hohen PKV-Marktanteilen an und sinken dann ab, während andere bei niedrigen PKV-Marktanteilen beginnen und dann mit der Zeit steigen. Wie aber ist der durchschnittliche Verlauf über die Zeit und je Generation hinweg? Diese Antwort können verschiedene nichtlineare Modelle geben, von denen sich das Potenzmodell am besten eignete.

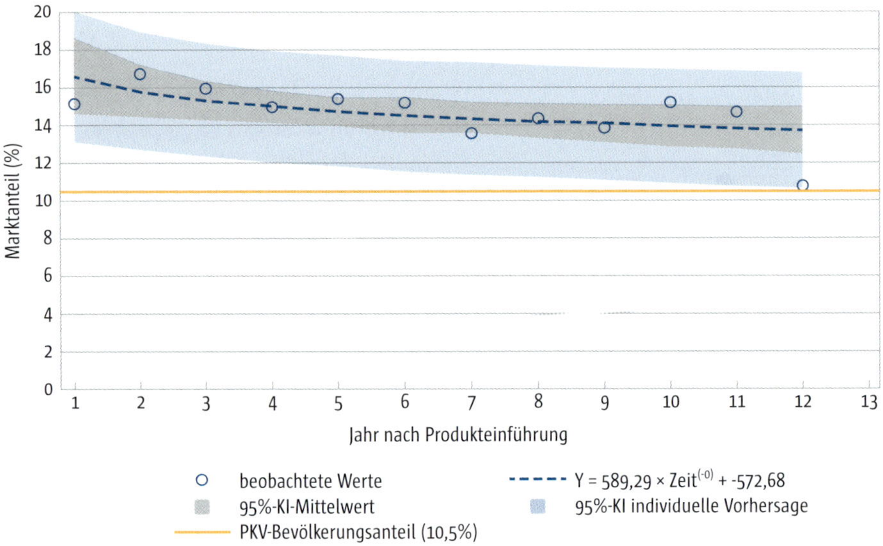

Abb. 17 Durchschnittliche PKV-Marktanteile neuer Medikamente je Generation über die Zeit
Datenbankstand vom 03.02.2025, Kopfschäden vom 19.07.2024, gebundene Hochrechnungen
Quelle: WIP, INSIGHT HEALTH für GKV-Daten

Das Potenzmodell (s. Abb. 17) zeigt über alle Verläufe hinweg einen hohen durchschnittlichen PKV-Marktanteil (gestrichelte blaue Linie) bei Markteinführung eines Arzneimittels. Dieser PKV-Marktanteil sinkt langsam ab, ohne aber jemals den PKV-Bevölkerungsanteil von 10,5% zu berühren (orangene Linie). Das Schätzmodell enthält im Exponenten den gerundeten Wert von Null (Parameter: 0,00197) und deutet die schwache Beziehung mit der Zeit an[2]. In der Durchschnittsbetrachtung ändert sich der PKV-Marktanteil mit der Zeit daher kaum und sinkt geringfügig von einem Niveau von 16,6% ab. Die erzeugten Konfidenzbänder um die Mittelwerte (hellblaues Band), aber auch für die individuellen Generationen neuer Medikamente (hellgraues Band) verweisen auf recht präzise Schätzwerte. Die Aussage einer überproportionalen Beteiligung der Privatversicherten an neuen Medikamenten hält damit erneut einer empirischen Analyse stand.

10.2.3 PKV-Marktanteile neuer Medikamente der Generation 2023

Die neuen Arzneimittel der Generation 2023 können als anschauliches und konkretes Beispiel dafür dienen, dass Privatversicherte im Vergleich zur GKV einerseits einen schnelleren Zugang zu neuen Medikamenten haben und andererseits auf eine andere Behandlungsprävalenz verweisen. Insgesamt betrug der PKV-Marktanteil 18,4% im Jahr 2023. Die Tabelle 24 zeigt die Verteilungen.

2 Die genaue Modellgleichung lautet: 589,3 + exp(−0.00197 × ln[Zeit]) − 572,7

Tab. 24 PKV-Marktanteile in % bei neuen Arzneimitteln der Generation 2023 im Jahr 2023
Legende: Marktanteile auf Basis von Verordnungen, Datenbankstand vom 03.02.2025, Kopfschäden vom 19.07.2024, gebundene Hochrechnungen
Quelle: WIP (2012–2023), INSIGHT Health (2012–2023)

ATC	Handelsname	Hauptindikation	PKV Anzahl Packungen	GKV Anzahl Packungen	PKV Marktanteil in %
J07BX05	ABRYSVO	RSV-Infektion, Prävention	373	-	100,0
J07BX05	AREXVY	RSV-Infektion, Prävention	763	-	100,0
J06BD08	BEYFORTUS	RSV-Infektion, Prävention	270	1.504	15,2
C01EB24	CAMZYOS	Obstruktive hypertrophe Kardiomyopathie	94	880	9,6
L01FX28	COLUMVI	Diffuse großzellige B-Zell-Lymphome	-	84	0,0
D11AH10	EBGLYSS	Atopische Dermatitis	-	72	0,0
A16AB20	ELFABRIO	Morbus Fabry	-	48	0,0
L04AJ04	ENJAYMO	Hämolytische Anämie bei Kälteagglutinin. Erkrankung	66	418	13,6
C10AX17	EVKEEZA	Hypercholesterolämie, homozygot familiär	-	113	0,0
L01FX20	IMJUDO	Nicht-kleinzelliger Lungenkrebs	5	24	16,7
A05AX04	LIVMARLI	U.a. alagille Syndrom, cholestatischem Pruritus	14	269	5,1
L04AD03	LUPKYNIS	Lupus nephritis	18	374	4,6
A10BX16	MOUNJARO	Adipositas, Diabetes Typ 2	1.069	20.497	5,0
L04AC24	OMVOH	Colitis ulcerosa	67	1.028	6,1
L02BA04	ORSERDU	Brustkrebs	8	109	7,2
A16AB23	POMBILITI	Morbus Pompe	31	101	23,6
J07BX04	QDENGA	Dengue-Prophylaxe	3.942	-	100,0
N02CC08	RAYVOW	Migräne	448	4.183	9,7
H01AC09	SKYTROFA	Wachstumshormonmangel	14	10	59,0
H01AC07	SOGROYA	Wachstumshormonmangel	4	22	14,1
L04AA56	SOTYKTU	Psoriasis	156	2.502	5,9
L04AC22	SPEVIGO	Generalisierte pustulöse Psoriasis	4	29	11,0
L01FX29	TALVEY	Multiples Myelom	7	73	9,0
L01FX24	TECVAYLI	Multiples Myelom	16	178	8,1
L01X27	TEPKINLY	B-Zell-Lymphome, groß, diffus (DLBCL)	-	5	0,0
L01XX62	TIBSOVO	Leukämie, Cholangiokarzinom	80	512	13,6
Gesamt			**7.449**	**33.035**	**18,4**

Die Privatversicherten fragten im Jahr 2023 im vergleichsweisen hohen Umfang die neu verfügbaren Präventionsmittel gegen eine RSV-Infektion nach. Die Versorgung staffelte sich über drei Produkte, während der Abrechnungsweg über die Apotheken bzw. Rechenzentren in der GKV nur das Produkt BEYFORTUS abbildet. Die Ursachen hierfür liegen in den Steuerungswegen der einzelnen KVn, die eine namentliche Nennung sowie Einzelverordnung forderten [42]. Allerdings ist BEYFORTUS kein gewöhnlicher Impfstoff zur Prävention, sondern ein monoklonaler Antikörper zur Prophylaxe an sich gesunder Personen. Zudem ist dieser Wirkstoff von der Ständigen Impfkommission (STIKO) für eine Immunisierung gegen das Respiratorische Synzytial-Viren (RSV) für alle Säuglinge im ersten Lebensjahr seit 2024 empfohlen. Damit zeigte dieser Wirkstoff die Grenzen des Sozialgesetzbuchs (SGB V) auf, da Präventivleistungen nicht zu den Regelleistungen der GKV gehören [42]. In der PKV werden Erstattungsregeln in den Musterbedingungen (MB/KK) ähnlich restriktiv gehalten und von der Banken- und Finanzaufsicht (BaFin) überwacht. PKVn haben aber grundsätzlich die Freiheit, die Rechnungsbeträge auf Kulanzbasis zu erstatten.

Die anderen „echten" Impfstoffe zum Schutze vor dem RSV-Virus fragten die Privatversicherten ebenfalls nach. In der GKV ist dies vermutlich auch geschehen, weil es hierfür ebenfalls Empfehlungen und Zusagen der Kostenübernahme im Rahmen des Sprechstundenbedarfs, wenn auch zeitlich erst später (ab 2024), gab. Das trifft für die Produkte ABRYSVO oder AREXVY ebenso zu, deren Zielpopulationen sowohl Säuglinge als auch ältere Menschen in bestimmten Versorgungssettings sind [43].

Die wohl größten Wellen dürfte das Produkt Mounjaro (Wirkstoff Tirzepatid) geschlagen haben. Das Arzneimittel dient der zusätzlichen Behandlung von Diabetes mellitus Typ 2 (T2DM) und Adipositas [44, 45]. In der Indikation T2DM dient es bei unzureichend eingestellten Erwachsenen und als Ergänzung zu Diät und Bewegung. Bei Unverträglichkeit und Kontraindikationen von Metformin kann Mounjaro als Monotherapie verwendet werden. Bei Adipositas dient Mounjaro der Gewichtsreduktion und kann unter bestimmten Bedingungen bei übergewichtigen Erwachsenen und gewichtsbedingten Begleiterkrankungen ab einem Body-Maß-Index von 27 kg/m2 eingesetzt werden [44]. Das SURPASS-Studienprogramm konnte eine durchschnittliche Absenkung des Blutzuckerwertes (HbA_{1c}) um durchschnittlich zwei Prozentpunkte nachweisen. Es gibt eine dosisabhängige (nicht-lineare) Wirkung vom Körpergewicht, die bei 5 mg bzw. 15 mg zu einer Gewichtsreduktion um durchschnittlich 7–9% bzw. 10–13% führt. Das Nebenwirkungsspektrum wie Übelkeit und Durchfall gehören zu den bekannten unerwünschten Nebenwirkungen, die von GLP1-Antagonisten soweit bekannt sind. Die Beobachtungszeiten der Studien zu Tirzepatid sind derzeit jedoch noch zu kurz, um vollständig über das Risikoprofil (z.B. Pankreas- oder Schilddrüsenkarzinome) berichten zu können [44].

Mounjaro (Wirkstoff Tirzepatid) gehört zu denjenigen Handelsprodukten, die der Gemeinsame Bundesausschuss (G-BA) in der Arzneimittel-Richtlinie Anlage II als „Lifestyle-Präparate" nach § 34 SGB V einordnet. Damit ergibt sich eine Gleichbehandlung im Vergleich zu anderen Wirkstoffen (beispielsweise Wegovy, Wirkstoff Semaglutid) [46]. Der G-BA betont in seiner Begründung, dass sich diese Entscheidung nicht auf den Wert der bzw. einer Erkrankung bezöge. Vielmehr hat das Bundessozialgericht (BSG, Urteil B 6 KA 50/11 R vom 12. Dezember 2012) klargestellt, dass das SGB V in diesen Fragen keinen Ermessensspielraum bietet. Denn der § 34 SGB V formuliert explizit aus: „*Von der Versorgung sind außerdem Arzneimittel ausgeschlossen, bei deren Anwendung eine Erhöhung der Lebensqualität im Vordergrund steht. Ausgeschlossen sind insbesondere Arzneimittel, die überwiegend zur Behandlung der erektilen Dysfunktion, der Anreizung sowie Steigerung der sexuellen Potenz, zur Raucherentwöhnung, zur Abmagerung oder zur Zügelung des Appetits, zur Regulierung des Körpergewichts oder zur Verbesserung des Haarwuchses dienen*". Selbst gesundheitsökonomische Gründe spielen bei einer solchen juristischen Anforderung keine Rolle.

Von diesem GKV-Leistungsausschluss betroffen sind nicht die Zulassungen und Erstattungsregeln, die sich auf die Indikation T2DM beziehen. Der 95% Marktanteil der GKV bezieht sich daher auf Diabetes Patienten. Gesetzlich Versicherte, die allein übergewichtig oder adipös sind, müssen diese „Abnehmspritze" allein bezahlen.

Tirzepatid in der PKV

Infolge des Kostenerstattungsprinzips gelten Privatversicherte ebenfalls als Selbstzahler und können vorab bei ihrer PKV die Voraussetzung für eine Erstattung erfragen [47]. Grundsätzlich sind die Chancen für eine Erstattung gut, wenn drei wichtige Voraussetzungen vorliegen:

- Es liegt eine medizinische Notwendigkeit vor und
- die Ärztin/Arzt verordnet das Arzneimittel indikationsbezogen und
- keine tariflich bedingten Ausschlüsse vorliegen.

Die medizinische Notwendigkeit hängt wiederum von den Eingangsvoraussetzungen ab. Bei Erwachsenen und ihrem Body-Mass-Index (BMI) gilt:

- ≥ 30 kg/m2 (Adipositas) oder
- ≥ 27 kg/m2 bis < 30 kg/m² (Übergewicht) mit mindestens einer gewichtsbedingten Begleiterkrankung, wie Fehlregulation der glykämischen Kontrolle (Prädiabetes oder Diabetes mellitus Typ 2), Hypertonie, Dyslipidämie, obstruktive Schlafapnoe oder Herz-Kreislauf-Erkrankung.

Auch für Kinder und Jugendliche ab 12 Jahren, die gemäß BMI-Wachstumstabelle adipös sind und zudem mindestens 60 kg wiegen, kommen als Patienten in Betracht. Die Abnehmspritze wird hier ebenfalls zusätzlich zu kalorienreduzierter Ernährung und verstärkter körperlicher Aktivität angewendet [47].

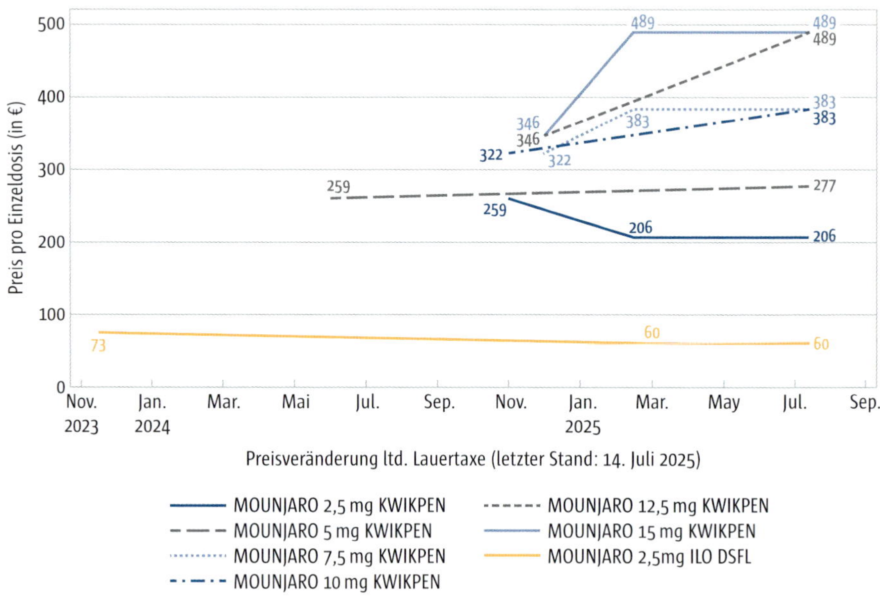

Abb. 18 Preisentwicklung von Einzeldosen für Mounjaro
Datenbankstand vom 03.02.2025, Kopfschäden vom 19.07.2024, gebundene Hochrechnungen
Quelle: WIP, Lauertaxe vom 14.07.2025

Die starken Restriktionen und Verordnungsbarrieren sollen sicherstellen, dass „nur" die Zielpopulation mit einer objektiv festgestellten Adipositas- bzw. T2DM-Indikation Zugang zu dieser Art von Arzneimittel bekommen. Die Sorge ist groß, dass es sich um rein kosmetische und/oder lebensqualitätsbezogene Leistungen ohne ernsthaften medizinischen Hintergrund handelt. Dabei verstehen sich diese Produkte eher als sekundärpräventive Handlung, die bei frühzeitiger Anwendung eine medizinische Strategie verfolgen. So kann bei einer Gewichtsreduktion die medizinische Behandlungsprävalenz für Bluthochdruck, Schlafapnoe, T2DM und das assoziierte Krebsrisiko sinken bzw. die Herzgesundheit durchaus wieder steigen [35, 48–50]. Insbesondere bei Kindern und Jugendlichen ist das mit einer lebenslangen Medikalisierung infolge von Übergewicht verbunden, weil das Absetzen der „Appetitzügler" zu einer sofortigen Gewichtszunahme führen [51, 52]. Der gefürchtete „Jo-Jo-Effekt" existiert auch bei arzneimittelbezogener Therapie. Die klassische Vorstellung einer Krankheitskompression auf eine kurze Phase (vor dem Tod) rückt damit in die weitere Ferne. Stattdessen weichen kurz- bis mittelfristig erwartbare Erkrankungen, die ebenfalls eine lebenslange Medikalisierung bedeutet hätten (z.B. Bluthochdruck, Herzinfarkt, Schlaganfall, Diabetes, etc.). Insofern kommt es gesundheitsökonomisch darauf an, wie sich Grund- und Begleiterkrankungen entwickeln und die Preise ausgestaltet sind. Die Abbildung 18 zeigt die bisherigen Preisentwicklungen für die jeweilige Wirkstoffmengen-Kombination von Einzeldosen, um die Komplexität etwas zu reduzieren.

Das seit November 2023 verfügbare Mounjaro mit 2,5 mg ist als Injektionslösung in einer Durchsteckflasche (ILO DSFL) erhältlich. Der Preis pro Einzeldosis sank hier über den Beobachtungszeitraum von 73 € (November 2023) auf 60 € im Juli 2025. Auch der mit 2,5 mg befüllte Einweg-Fertigpen (KWIKPEN) ist von 259 € auf 206 € gesunken. Alle anderen Wirkstoffmengenkombinationen haben seit Markteinführung eine beträchtliche Preisentwicklung gezeigt und weisen einen höheren Packungspreis nach Markteinführung auf.

Da die Dosismenge jeweils vom Körpergewicht abhängig ist, zahlen Menschen mit einem höheren BMI den jeweils höheren Preis. Da oftmals eine Lebensstilanpassung, wie z.B. Änderungen bei Ess- und Ernährungsgewohnheiten nicht erfolgt, ist mit einem Gewöhnungseffekt, wie bei Semaglutid, zu rechnen [52]. Von Zeit zu Zeit ist daher eine Dosisanpassung notwendig, um das bis dahin erreichte Gewicht dauerhaft zu halten. Vor diesem Hintergrund ist es auch für die Kostenträger interessant zu wissen, wie sich die Krankheitslast der Populationen unter Risiko entwickelt und welche Entwicklung die Packungspreise zukünftig nehmen. Denn sowohl Semaglutid als auch Tirzepatid verlieren entweder den Patentschutz oder werden von leicht verfügbaren Darreichungsformen bedrängt (z.B. Tabletten). Damit kann sich ein Preiswettbewerb für diese Wirkstoffe einstellen, die erstmals eine echte Alternative zu einer (verspäteten) chirurgischen Intervention darstellen. Insofern bleibt es spannend, die weiteren Studien und Evidenzen zu den bisher verfügbaren und bald kommenden Wirkstoffen zu beobachten.

10.2.4 PKV-Marktanteile neuer Medikamente der Generation 2022

Die neuen Arzneimittel der Generation 2022 blicken auf zwei Versorgungsjahre zurück, in denen der packungsbezogene PKV-Marktanteil von 24,8% (2022) auf 20,2% (2023) fiel. Der durchschnittliche PKV-Marktanteil lag damit weit überproportional über dem, was man hätte erwarten können. Die einzelnen Verläufe je Wirkstoff können im Einzelfall selbstverständlich davon abweichen. Die Tabelle 25 zeigt die Verteilungen im Detail.

Die Tabelle 25 zeigt die packungsbezogenen Entwicklungszahlen für die PKV und die damit verbundenen PKV-Marktanteile. Schnell fällt auf, dass bereits bei wenigen Packungszahlen ein Anteil von 100 Prozent erreicht wird. Das gleiche Phänomen ist zu beobachten, wenn sowohl Packungszahl als auch PKV-Marktanteil den Wert Null annehmen. Der GKV-Marktanteil beträgt dann 100 Prozent und deutet darauf hin, dass die Steuerungsmechanismen in den beiden Kostenträgersystemen unterschiedlich ausgestaltet sind.

Als gutes Beispiel dient der Wirkstoff Apexxnar (20-valenter Polysaccharid-Konjugat-Impfstoff), der mit der Ausweitung der Impfempfehlung durch die STIKO auch für Säuglinge, Kinder und Jugendliche zugelassen wurde. Der Hersteller hat daraufhin eine Umbenennung auf Prevenar 20 veranlasst [53]. Der Impfstoff konnte damit auf die genannte Zielgruppe sowie für ältere Menschen ab 60 Jahren oder Menschen ab 18 Jahren mit bestimmten Risikofakto-

Tab. 25 PKV-Marktanteile in % bei neuen Arzneimitteln der Generation 2022 der Jahre 2022 bis 2023
Legende: Marktanteile auf Basis von Verordnungen, Datenbankstand vom 03.02.2025, Kopfschäden vom 19.07.2024, gebundene Hochrechnungen
Quelle: WIP (2012–2023), INSIGHT Health (2012–2023)

			Packungen (PKV)		PKV-Marktanteil in %	
ATC	Handelsname	Hauptindikation	2022	2023	2022	2023
N07XX18	AMVUTTRA	hATTR-Amyloidose	1	46	6,0	14,8
J07AL02	APEXXNAR	Pneumokokken, Lungenentzündungen	1.013	6.877	100,0	100,0
L04AJ03	ASPAVELI	Paroxysmale nächtliche Hämoglobinurie	36	89	13,0	11,7
D11AH08	CIBINQO	Atopische Dermatitis	100	290	7,2	8,7
L01FD04	ENHERTU	Brustkrebs, HER2-positiv	70	378	28,1	43,2
J06BD03	EVUSHELD	Covid-19-Infektion, Prävention	744	669	12,2	28,6
D03AP09	FILSUVEZ	Epidermolysis bullosa	31	109	9,0	10,5
A08AA12	IMCIVREE	Adipositas	-	6	0,0	0,5
J07BC01	HEPLISAV	Hepatitis B-Prophylaxe	2	10	100,0	100,0
V03AX04	KAPRUVIA	Juckreiz bei Dialysepatienten	46	699	4,4	5,8
C03DA05	KERENDIA	Chronische Nierenerkrankung	68	1.716	7,9	10,9
L01XX75	KIMMTRAK	Aderhautmelanom	1	26	0,6	6,0
J05AX10	LIVTENCITY	CMV-Infektion	1	108	2,4	14,2
L01XX73	LUMYKRAS	Lungenkrebs (NSCLC)	309	428	8,1	8,4
L01FX25	LUNSUMIO	Follikuläre Lymphome	-	8	-	62,7
L01XX66	NEXPOVIO	Multiple Myelome	1	48	3,0	10,9
H01AC08	NGENLA	Wachstumshormonmangel	25	208	11,0	13,4
B06AX03	OXBRYTA	Sichelzellkrankheit	-	-	0,0	0,0
J07BN04	NUVAXOVID	Covid-19, Prävention	2	4	100,0	100,0
L01FX13	PADCEV	Blasenkrebs	97	270	63,8	79,6
J05AE30	PAXLOVID	Covid-19-Infektion	3.191	8.928	100,0	7,7
L01EX19	QINLOCK	Gastrointestinale Stromatumoren	96	160	16,9	22,7
N05CJ03	QUVIVIQ	Schlafstörungen	175	9.642	10,7	19,7
L01FX18	RYBREVANT	Lungenkrebs (NSCLC)	-	7	0,0	100,0
L04AG11	SAPHNELO	Systemischer Lupus erythematosus	25	136	4,4	5,4
L01EA06	SCEMBLIX	Leukämie, chronisch myeloische	21	329	5,9	9,8

			Packungen (PKV)		PKV-Marktanteil in %	
ATC	Handelsname	Hauptindikation	2022	2023	2022	2023
M09AX02	SPHEROX	Gelenkknorpeldefekte	1	-	100,0	-
L01EX17	TABRECTA	Lungenkrebs (NSCLC)	15	89	9,3	14,8
L04AJ05	TAVNEOS	Granulomatose mit Polyangiitis	91	320	9,6	10,6
L01EX21	TEPMETKO	Lungenkrebs, nicht-kleinzelliger (NSCLC)	139	187	24,8	18,7
R03DX11	TEZSPIRE	Asthma	51	2.139	6,2	9,7
L04AG10	UPLIZNA	Neuromyelitis	-	-	0,0	0,0
S01LA09	VABYSMO	Makuladegeneration, Makulaödem	111	11.803	9,0	15,1
J07AE02	VAXCHORA	Cholera-Prophylaxe	188	1.109	100,0	100,0
J07AL02	VAXNEUVANCE	Pneumokokken, Lungenentzündungen	1.013	6.877	100,0	100,0
N02CD05	VYEPTI	Migräneprophylaxe	50	602	10,0	15,3
L04AA58	VYVGART	Myasthenia gravis	13	414	3,0	7,2
A16AB25	XENPOZYME	Saurer Sphingomyelinase-Mangel (ASMD)	-	-	0,0	0,0
A16AX20	ZOKINVY	Hutchinson-Gilford Progeriesyndrom	-	-	0,0	0,0

ren für schwere Pneumokokken-Erkrankungen eingesetzt werden. Allerdings galt die Kostenübernahme erst ab dem 13. Januar 2024, sodass die GKVn bis dahin nicht erstatten durften. Die gesetzlich Versicherten erhielten aber bis dahin den 23-valenten Polysaccharid-Impfstoffe (PPSV23) und konnten sich ebenfalls schützen. Damit erhielten die Privatversicherten rund zwei Jahre früher den neuartigen Impfstoff. Dieser schützt zwar „nur" gegen 20 statt 23 Serotypen, bietet aber insgesamt eine etwas verbesserte Wirksamkeit in den Risikogruppen und eine längere Schutzdauer [54].

Auffällig ist außerdem die starke Veränderung des Medikaments Vabysmo, das zur Behandlung einer Makuladegeneration bzw. des diabetischen Makulaödems eingesetzt wird. Die steigenden Verordnungszahlen (insgesamt 11.692 mehr Packungen) zeigen die steigende ärztliche und patientenseitige Akzeptanz, während die Zusatznutzenbewertung gemäß AMNOG nur einen nicht belegten Zusatznutzen attestieren kann. Unabhängig von Wirkmechanismus, pharmakologischen Profil oder Nicht-Unterlegenheit gegenüber beispielsweise Eylea ist dies vor allem auf die Darreichungsform und die längeren Applikationsintervalle zurückzuführen. Die Halbwertszeit ist höher, weshalb *weniger* Injektionen ausreichend sind (z.B. alle 1 bis 4 Monate möglich) [55]. Die gesetzlich Versicherten sind deshalb nicht schlechter versorgt (z.B. mit

Ranibizumab oder Aflibercet) [56]. Die Versicherten müssen aber mit mehr Injektionen über die gesamte Behandlungsdauer rechnen.
Das Arzneimittel QUVIVQ zeigte eine ähnliche Entwicklung. Das Arzneimittel dient der Behandlung von Erwachsenen mit Schlafstörungen, die mehr als 3 Monate anhalten und erhebliche Folgen für den Tagesablauf hervorrufen. Von 2022 auf 2023 gab es einen Anstieg von 9.467 Packungen innerhalb eines Jahres. Der anfangs erzielte Marktanteil wuchs von 10,7% auf 19,7% an. Dieser Mengeneffekt ist u.a. auf die Verlängerung der Therapiedauer zurückzuführen. Zunächst konnte das Arzneimittel für eine Kurzzeittherapie von bis zu 4 Wochen eingesetzt werden. Im November erfolgte eine Änderung der Arzneimittelrichtlinie (nicht relevant für PKV) und verlängerte die Therapiedauer auf eine unbegrenzte Anwendungsdauer [57]. Der G-BA bescheinigt dem Produkt einen nicht belegten Zusatznutzen aufgrund methodischer Schwächen der durchgeführten Studien. Da das Medikament einen vergleichsweise hohen Preis aufruft, bleiben die GKV-Verordnungszahlen eher stabil auf niedrigem Niveau, obwohl es sich um das erste Präparat handelt, dass eine Zulassung für die Langzeitanwendung bekam. Das bedeutet durchaus eine „Schlechterstellung“ der gesetzlich Versicherten, da diese entweder die pflanzlichen Arzneimittel selbst bezahlen müssen oder eher günstigere Arzneimittel, wie beispielsweise Benzodiazepine, bekommen. Letztere bringen allerdings erhebliche Nebenwirkungen (z.B. Sucht) mit sich, die es zu bedenken gilt.

10.2.5 PKV-Marktanteile neuer Medikamente der Generation 2021

Die neuen Arzneimittel der Generation 2021 betraten den Markt im zweiten Pandemiejahr. Die ärztliche Inanspruchnahme nahm im niedergelassenen Bereich etwas zu und der überwiegende Teil der Bevölkerung erhielt bereits die zweite SARS-CoV_2 Impfung. Auch die Privatversicherten nahmen wieder vermehrt an Früherkennungs- und Präventionsprogrammen teil, die dazu führten, dass beispielsweise Hautkrebs früher behandelt werden konnte. Eine Vorstufe, die aktinische Keratose, wurde in der PKV vermehrt mit KLISYRI (Tirbanibulin) behandelt. Die Packungszahlen wuchsen in den Jahren 2021 bis 2023 um 27.150 Packungen an. Die damit verbundenen Ausgaben wuchsen von 149.280 € (2021) auf insgesamt 2,2 Mio. (2023) an. Damit einher ging ein Wachstum des ohnehin schon recht hohe PKV-Marktanteils von 11,6% im Jahr 2021 auf 20,5% im Jahr 2023. Infolge des starken Packungsanstiegs in der PKV und der PKV-Marktanteile lässt sich schlussfolgern, dass die Entwicklung in der GKV einen weniger rasanten Bedarf entwickelte. Zunächst erstaunlich, dass es bis dahin keine Kurzzeittherapie von 5 Tagen gab und lediglich eine lokale Behandlung (Gesicht, Kopfhaut) erforderte [58]. Allerdings konnte weder das Institut für Qualität und Wirtschaftlichkeit im Gesundheitswesen (IQWIG) noch der G-BA einen Zusatznutzen feststellen. Der Hersteller legte keine geeigneten Daten zur Einschätzung der Wirksamkeit vor. Die ansteigende Nachfrage und der Bedarf bei den Privatversicherten deuten allerdings darauf hin, dass sich die Salbe bewährt hat und die Läsionen (zumindest kurzfristig) gut versorgt sind. Die Hoffnung, auf diesem Wege mittel- bis langfristig 10 von 100 betroffenen Personen mit leichter aktinischer Keratose eine spätere Behandlung von Hautkrebs zu ersparen, bleibt bis zur Vorlage geeigneter Daten des Herstellers aufrecht. Die Tabelle 26 zeigt Details.

Insgesamt wuchs der packungsbezogene PKV-Marktanteil der neuen Medikamentengeneration von 9,6% im Jahr 2021 auf 14,5% (Jahr 2022) auf nunmehr 15,0% (Jahr 2023). Mit dem Ende der Corona-Pandemie kehrten die gewohnten Inanspruchnahme-Muster und die damit überproportionale Beteiligung der Privatversicherten an Innovationen und der dahinterstehenden Forschung zurück.

Tab. 26 PKV-Marktanteile in % bei neuen Arzneimitteln der Generation 2021 der Jahre 2021 bis 2023
Legende: Marktanteile auf Basis von Verordnungen, Datenbankstand vom 03.02.2025, Kopfschäden vom 19.07.2024, gebundene Hochrechnungen
Quelle: WIP (2012–2023), INSIGHT Health (2012–2023)

			Packungen (PKV)			PKV-Marktanteil in %		
ATC	Handelsname	Hauptindikation	2021	2022	2023	2021	2022	2023
D11AH07	ADTRALZA	Atopische Dermatitis (moderat bis schwer)	71	448	750	5,8	7,9	7,2
L04AC21	BIMZELX	Plaque-Psoriasis	16	356	1.047	4,2	7,8	8,3
L01EL03	BRUKINSA	Waldenström/ Makroglobulinämie	-	402	1.800	0,0	21,6	13,7
A05AX05	BYLVAY	Cholestase Typ 1, 2, 3	2	39	98	1,6	4,2	6,8
J07BX03	COVID19	Covid-19, Prävention	83	132	14	100,0	100,0	100,0
B02BX08	DOPTELET	Thrombozytopenie	86	323	462	9,7	10,4	8,7
G03AA18	DROVELIS	Empfängnis-Verhütung	422	2.621	4.079	100,0	100,0	100,0
L01XX67	ELZONRIS	Zellneoplasmen	-	12	8	-	37,7	62,7
L04AC19	ENSPRYNG	Neuromyelitis optica	12	53	43	9,1	12,7	8,2
B03XA05	EVRENZO	Anämie bei Nierenerkrankung	5	318	1.241	1,6	4,3	5,9
M09AX10	EVRYSDI	5q-spinale Muskelatrophie	207	439	636	2,4	2,4	2,7
N03AX26	FINTEPLA	Dravet Syndrom	146	290	330	10,4	12,0	8,6
L01EX23	GAVRETO	Lungenkrebs	-	39	47	0,0	10,4	10,6
L01EJ02	INREBIC	Myelofibrose	81	241	328	11,0	14,4	15,7
L01XC10	KESIMPTA	Multiple Sklerose	114	1.493	3.269	100,0	100,0	100,0
D06BX03	KLISYRI	Aktinische Keratose	1.384	16.312	28.535	11,6	18,3	20,5
L01EE04	KOSELUGO	Neurofibromatose Typ 1	13	74	118	7,1	6,2	5,1

			Packungen (PKV)			PKV-Marktanteil in %		
ATC	Handelsname	Hauptindikation	2021	2022	2023	2021	2022	2023
C10AX16	LEQVIO	Hypercholesterolämie	378	1.393	2.566	15,4	21,0	21,1
V03AE10	LOKELMA	Hyperkaliämie	82	491	1.574	8,7	6,8	7,7
L01FX12	MINJUVI	B-Zell-Lymphose (DLBCL)	6	351	290	11,8	57,4	37,1
N03AX25	ONTOZRY	Epilepsie, folake Anfälle	299	1.242	1.666	3,3	4,9	4,6
B06AC06	ORLADEYO	Hereditäres Angioödem	-	29	41	0,0	12,3	15,3
V01AA08	PALFORZIA	Erdnussallergie	4	278	713	100,0	100,0	100,0
L01EN02	PEMAZYRE	Cholangiokarzinome	88	168	66	14,1	16,1	6,4
L04AA50	PONVORY	Multiple Sklerose	31	276	499	6,7	7,8	9,2
L01EX22	RETSEVMO	Lungenkrebs	125	259	480	10,8	11,8	13,9
J05AX29	RUKOBIA	HIV 1-Infektion, multiresistent	23	44	59	19,1	21,2	26,0
H01CC54	RYEQO	Uterusmyome	71	883	3.045	3,6	6,4	10,5
L01XC38	SARCLISA	Multiples Myelom	141	139	104	27,5	22,8	21,1
J07BX03	SPIKEVAX	Covid-19, Prävention	83	132	14	100,0	100,0	100,0
N01AX14	SPRAVATO	Depression	-	1	319	-	100,0	10,2
L01FX17	TRODELVY	Brustkrebs, triple-negativ	-	45	208	0,0	14,1	49,8
L01EH03	TUKYSA	Brustkrebs, HER2-positiv	278	438	548	9,0	10,8	15,3
C10AX06	VAZKEPA	Kardiovaskuläre Ereignisse	266	2.191	224	17,3	20,6	97,8
J05AB16	VEKLURY	COVID-19-Pneumonie	-	7	22	-	12,1	14,5
C01DX22	VERQUVO	Herzinsuffizienz, chronisch	94	2.286	4.935	9,6	14,8	14,9
J05AJ04	VOCABRIA	HIV 1-Infektion	255	678	888	10,2	10,2	10,2
M05BX07	VOXZOGO	Achondroplasie	66	956	1.398	13,9	15,1	14,9

11

Generikafähige Wirkstoffe

Wenn für einen Wirkstoff der Patentschutz ausläuft, dann können in Konkurrenz zum Originalpräparat sogenannte Nachahmerpräparate bzw. Generika auf den Markt gebracht werden. Diese sind typischerweise preisgünstiger als die Altoriginale, weil die Forschungs- und Entwicklungskosten entfallen. In der GKV gibt es daher eine Fülle von Instrumenten, die über die institutionelle Ebene die Verordnung von Generika fördern (s. Tab. 1). Als ein wichtiges Element gilt die in § 129 Abs. 1 Nr. 1 SGB V festgelegte Aut-idem Regel für gesetzlich Versicherte. Diese verpflichtet die Apotheken dazu, gesetzlich Versicherten eines der preisgünstigeren Medikamente abzugeben, sofern der Arzt eine Wirkstoffverordnung vorgenommen oder den Austausch nicht explizit ausgeschlossen hat. Bei diesem Preisvergleich prüft die Apotheke jedoch zunächst, ob ein möglicher Rabattvertrag zwischen der Krankenkasse und dem pharmazeutischen Hersteller existiert. Falls es einen Rabattvertrag gibt, ist die Apotheke zur Ausgabe dieses Wirkstoffes verpflichtet. Der Arzt wiederum hat bei der Verordnung von Arzneimitteln die Arzneimittelvereinbarungen und die Richtgrößen nach § 84 SGB V zu beachten. In einigen Regionen Deutschlands wurden diese Richtgrößen vom Konzept der Leitsubstanzen oder der Durchschnittswerte abgelöst. Allen Konzepten ist gemein, dass sie auf mehr oder weniger explizite Weise Zielquoten für Wirkstoffe und Verordnungsquoten festlegen, die ein Arzt aus dem Winkel der Wirtschaftlichkeitsprüfung nach § 106 SGB V heraus berücksichtigen sollte.

Die geschilderten Regeln gelten in dieser Form nicht für Privatversicherte. Es existieren zunehmend Rabattverträge zwischen privaten Krankenversicherungen und generischen Herstellern (s. Tab. 1). Die Steuerung eines Privatversicherten in den jeweiligen Rabattvertrag erfolgt durch gängige ärztliche Verordnung, gezielte Ansprache des Versicherten durch das PKV-Leistungsmanagement, oder die Wiedererkennung der Privatversicherung in der Praxissoftware des Arztes. Nicht alle Praxissoftwarehersteller haben allerdings das Etikett „PKV“ in die Namen der jeweiligen privaten Krankenversicherung aufgelöst, sodass dieser Steuerungseffekt nur bedingt zu größeren Einsparungen für die Sicherungsgemeinschaft führt.

Zusätzlich können Einsparungen durch eine regulatorische Änderung der Aut-idem-Regel für Privatversicherte möglich sein [89]. Mit der Änderung der Apothekenbetriebsordnung (ApBetrO) am 21. Oktober 2019 können Apotheken einen Privatversicherten ansprechen und ein wirkstoffgleiches Arzneimittel mit identischer Wirkstärke und Packungsgröße zur Substitution anbieten. Dies gilt bei Übereinstimmung des Anwendungsgebiets und der Darreichungsform vorbehaltlich des Nicht-Ausschlusses durch den verordnenden Arzt. Im Gegensatz zur GKV ist diese Substitutionsfähigkeit für die PKV-Versicherten *freiwillig*. Im Kern geht es also nicht um eine Verpflichtung zum Austausch von Arzneimitteln, sondern um ein zusätzliches Recht der Apotheke.

Um die Freiwilligkeit zu fördern, kann die Apotheke die Privatversicherten ansprechen. Zusätzlich haben PKV-Unternehmen die Möglichkeit, ihre Versicherten über Arzneimittel und generische Präparate zu informieren und ein Kostenbewusstsein aufzubauen. Gemeinsam mit dem verordnenden Arzt kann ein Privatpatient dann entscheiden, welches Präparat nach medizinischen Kriterien den größtmöglichen therapeutischen Nutzen verspricht. Eine Substitutionspflicht durch den Apotheker durch ein preisgünstigeres Präparat im GKV-Sinne existiert in der PKV nicht.

Diese Verordnungsänderung soll den Austausch von generikafähigen Wirkstoffen erleichtern und Einsparungen für die Sicherungsgemeinschaft ermöglichen. Entscheidungssouveränität, Freiwilligkeit und Selbstverantwortung erleichtert in Zeiten von Lieferengpässen und Versorgungsunsicherheiten zudem eine einfachere Versorgung, die nach pharmazeutischem Ermessen die mühsamen Rücksprachen mit dem behandelnden Arzt vermeiden helfen. Ein PKV-Versicherter kann auf diesem Wege komplikationslos Wirkstoffe und Medikamente austauschen, unabhängig von seinem Tarif[3]. Ein Privatpatient behält aber nach wie vor das Recht, auch nach Ablauf des Patentschutzes, ein Originalpräparat weiter zu verwenden. Letztlich entscheidet der Arzt dies gemeinsam mit dem Privatversicherten. Die Arzt- und Patientensouveränität bleibt von den Änderungen unberührt. Die Abbildung 19 zeigt den bisherigen Zeitverlauf der Anteile von Generika am gesamten Arzneimittelwarenkorb der PKV.

Die Abbildung 19 zeigt einen wachsenden Trend hin zu mehr Generika in der PKV bei geringfügig steigenden Ausgaben. Der Verordnungsanteil von Generika in Relation zur Gesamtzahl aller Verordnungen bzw. Packungen (inkl. OTC) wuchs von 22,8% (2013) auf 38,8% (2023) an. Diese Quote erhöht sich mit

3 Ausgenommen sind die sogenannten „Generika-Tarife“, die eine Kostenerstattung nur von verfügbaren Generika vorsehen.

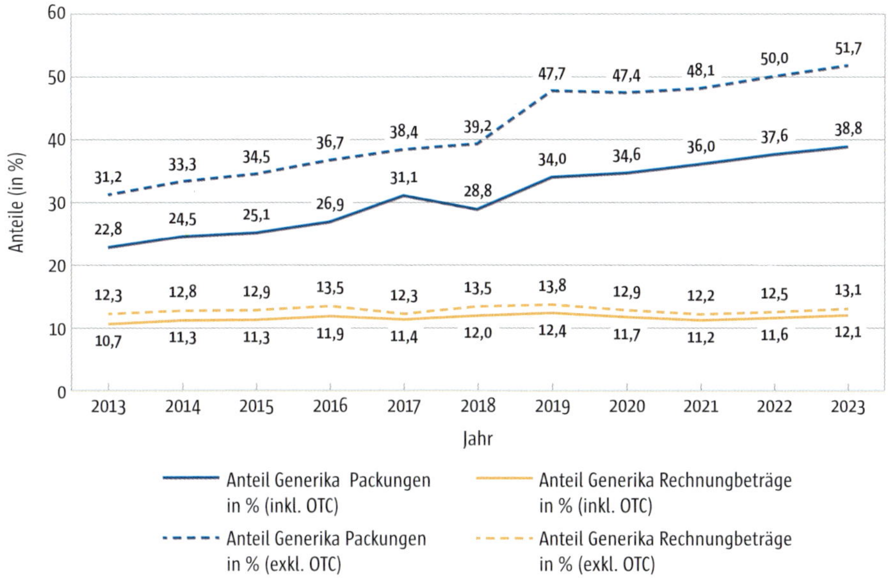

Abb. 19 Verordnungsanteil von Generika an allen Arzneimitteln der PKV
Datenbankstand vom 03.02.2025, Kopfschäden vom 19.07.2024, gebundene Hochrechnungen
Quelle: WIP

der Bereinigung der Over-the-Counter (OTC) Verordnungen im Nenner, sodass die Quoten auf 31,2% (2013) und 51,7% (2023) steigen. Über den Zeitraum ist eine Steigerung von 16,0 bzw. 20,5 Prozentpunkten zu erkennen, was eine durchschnittliche Steigerung des Generika-Anteils von 1,6 bzw. 2,0 Prozentpunkten pro Jahr bedeutet.

Die Verläufe der Generikaanteile mit bzw. ohne OTCs verlaufen nicht parallel. Das fällt insbesondere bei den starken Veränderungen um das Jahr 2018 und 2019 auf. Die eigentliche PKV-Generikaquote (blaue Linie) fällt abrupt von 31,1% (2017) auf ein Niveau von 28,8% (2018). In diesem Jahr sank ebenfalls der OTCs-Anteil (s. Abb. 19) und die Packungszahlen, sodass der Effekt eher auf die OTCs zurückgehen dürfte. Diese Vermutung liegt deshalb nahe, da die Generikaanteile ohne die OTC-Präparate linear wachsen und um 0,8 Prozentpunkte zunehmen. Ein starker und abrupter Anstieg ist hingegen von 2018 auf 2019 von 8,5 Prozentpunkten festzustellen. Diesen Effekt einer einzigen Ursache zuzuschreiben, ist deutlich schwieriger.

Es ist durchaus möglich, dass die geänderte Aut-idem-Regel einen Beitrag geleistet hat. Allerdings dürfte dieser Effekt eher gering gewesen sein, da die Änderung der Apothekenbetriebsordnung wohl kaum flächendeckend und ab Ende Oktober 2019 sofort umgesetzt wurde. Hinzu kommt, dass es für die Apotheken keine (pekuniären) Anreize gab, die Ansprache zur freiwilligen Substitution zu forcieren.

Einen etwas größeren Einfluss hingegen hatte vermutlich das Kombinationspräparat um Ezetimib und Simvastatin (Handelsname INEGY) seit 2018. Denn es gab Patentstreitigkeiten, die sich erst gegen Mitte des Jahres 2019 auflösten [59]. Zudem verloren die Wirkstoffe Ezetimib (Handelsname EZETROL) und ein HIV-Medikament (ATRIPLA) ihren Patentschutz [60]. Die entsprechenden Handelsprodukte waren verordnungs- und umsatzstark in der PKV, sodass es starke Anreize für die generischen Anbieter gab, ihre Produkte in den Markt zu bringen. Auch andere, ehemalige „Blockbuster" verloren im Jahr 2019 ihren Patentschutz, die zur Behandlung von Krebs, HIV und Diabetes dienten [61].

Insgesamt belegen die Zahlenreihen auf der Aggregatebene den klaren Trend in der PKV, vermehrt auf Generikaprodukte zu setzen und sich Wirtschaftlichkeitspotentiale im Umfeld stetig wachsender Leistungsausgaben zu erschließen. Gerade mit dem Ausklang der Pandemie ist ein kurzfristiger steigender Versorgungsanteil der Generika zu beobachten, dessen Ende vorläufig auch nicht absehbar ist. Es sei jedoch auch darauf hingewiesen, dass einige Private Krankenversicherungen in zahlreichen Tarifen diese Strategie nicht verfolgen und die Maximierung der Generikaquote *nicht* anstreben.

11.1 Umsatzstärkste generikafähige Wirkstoffe in der PKV

Auf der Ebene der umsatzstärksten generischen Wirkstoffe in der PKV ist mittlerweile ein hohes Niveau erreicht. Die Liste führt der Wirkstoff Candesartan an, das ursprünglich auf das Handelsprodukt ATACAND zurückgeht. Der Umsatz steigerte sich kontinuierlich auf mittlerweile 55,5 Mio. € (2023). In den letzten 5 Jahren war das eine Steigerung um 8,1 Mio. € bzw. um 1,6 Mio. € pro Jahr. Dieses Wachstum übertrifft nur noch der Wirkstoff Rosuvastatin, dessen Rechnungsbeträge mit 8,6 Mio. € in den letzten 5 Jahren bzw. 1,7 Mio. € p.a. betrug. In diesen Fällen reflektieren steigende Zahlen einen pharmazeutischen Mehrbedarf an diesen Wirkstoffen. Details zeigt die Tabelle 27.

In der Gesamtschau der TOP 20 umsatzstärksten generikafähigen Wirkstoffe sank der durchschnittliche Umsatz um 1,2 Mio. € bzw. 0,2 Mio. € pro Jahr. Von 25,2 Mio. € im Jahr 2019 fielen die Umsätze auf 24,0 Mio. € im Jahr 2023. Diese Entwicklung erklärt sich im Wesentlichen durch die Substitution der Altoriginale durch Generika. Da letztere einen niedrigeren Preis haben und die Rechnungsbeträge insgesamt absenken können, entstehen dadurch Einsparungen für die Versicherungsgemeinschaft. Diese generelle Annahme trifft zu, wenn es keine zusätzlichen Mengeneffekte gibt und die Substitution innerhalb der generikafähigen Wirkstoffe bzw. durch Generika erfolgt. Infolgedessen können fallende Umsätze bei steigenden Generikaquoten je Wirkstoff erwartet werden. Die Tabelle 28 gibt Einblick in die wirkstoffspezifischen Generikaquoten.

Im Falle von Candesartan zeigen sich wachsende Umsätze bei steigenden Generikaquoten. Die Preisvorteile von mehr Generika führen hier nicht zu Einsparungen, weil es einen zusätzlichen Mehrbedarf der untersuchten Population gibt. Die enorme Steigerung der Generikaquote von 17,1% hat damit die Mehr-

Tab. 27 Umsatzstärkste generikafähige Wirkstoffe in der PKV
Legende: Datenbankstand vom 03.02.2025, Kopfschäden vom 19.07.2024, gebundene Hochrechnungen, ohne Zubereitungen (SonderPZN)
Quelle: WIP

Wirkstoff	Erstanbieter	Umsatz in Mio. €					Veränderung 5 Jahre	
		2019	2020	2021	2022	2023	Absolut	p.a.
Candesartan	ATACAND	47,5	52,4	52,3	52,4	55,5	8,1	1,6
Pantoprazol	PANTOZOL	42,6	40,2	37,7	36,3	36,9	−5,6	−1,1
Atorvastatin	SORTIS	39,5	38,4	36,9	35,0	35,2	−4,3	−0,9
Levothyroxin-Natrium	L-THYROXIN	32,6	33,0	32,5	31,8	32,2	−0,4	−0,1
Metoprolol	BELOC ZOK	31,3	30,4	29,3	27,4	27,2	−4,1	−0,8
Leuprorelin	ENANTONE	23,0	24,4	26,5	27,8	30,2	7,2	1,4
Metamizol-Natrium	NOVALGIN	23,5	24,3	24,6	25,3	27,5	3,9	0,8
Bisoprolol	CONCOR	22,4	23,0	23,6	23,6	24,9	2,6	0,5
Glatirameracetat	COPAXONE	24,3	24,3	23,5	20,4	18,0	−6,3	−1,3
Diclofenac	VOLTAREN	24,4	23,3	22,4	20,9	20,9	−3,5	−0,7
Eplerenon	INSPRA	20,7	21,6	21,6	21,0	21,3	0,6	0,1
Ibuprofen	DOLORMIN	23,6	21,2	19,9	21,7	24,0	0,4	0,1
Imatinib	GLIVEC	24,0	22,7	19,9	10,3	7,0	−16,9	−3,4
Esomeprazol	NEXIUM	22,4	21,6	19,7	17,0	16,4	−6,0	−1,2
Pregabalin	LYRICA	21,6	20,1	19,3	17,2	16,6	−5,0	−1,0
Tacrolimus	PROGRAF	17,6	18,2	18,4	17,6	17,6	0,0	0,0
Ramipril	DELIX	17,6	17,7	18,0	17,7	18,1	0,4	0,1
Ezetimib	EZETROL	17,3	16,9	15,8	13,9	13,1	−4,3	−0,9
Rosuvastatin	CRESTOR	13,2	14,3	15,7	17,4	21,8	8,6	1,7
Amlodipin	NORVASC	15,0	15,3	15,5	15,2	15,6	0,6	0,1
Mittelwert		**25,2**	**25,2**	**24,7**	**23,5**	**24,0**	**−1,2**	**−0,2**

ausgaben auf lediglich 8,1 Mio. € begrenzt – ohne Generika wäre dieser Betrag um ein Vielfaches höher gewesen.

Die Entwicklungen der Umsatzzahlen und Generikaquoten ist aber nicht bei allen Wirkstoffen gleichgerichtet, wie das Beispiel Candesartan suggerieren mag. Der Fall Pantoprazol kann gut belegen, dass wachsende, umsatzbezogene Generikaquoten von 76,3% (2019) auf ein Niveau von 84,2% (2023) mit einem sinkenden Umsatz (−5,6 Mio. €) verbunden sein kann. Die Substitution

Tab. 28 Umsatzbezogene Generikaquote der umsatzstärksten generikafähigen Wirkstoffe in der PKV
Legende: Datenbankstand vom 03.02.2025, Kopfschäden vom 19.07.2024, gebundene Hochrechnungen, ohne Zubereitungen (SonderPZN)
Quelle: WIP

Wirkstoff	Erstanbieter	Umsatzbezogene Generikaquote (GQ)					Veränderung 5 Jahre	
		2019	2020	2021	2022	2023	in %-Pkt.	p.a.
Candesartan	ATACAND	59,6	63,4	68,1	72,9	76,7	17,1	3,4
Pantoprazol	PANTOZOL	76,3	77,6	78,8	79,7	84,2	7,8	1,6
Atorvastatin	SORTIS	57,4	61,4	65,1	70,1	75,6	18,3	3,7
Levothyroxin-Natrium	L-THYROXIN	100,0	100,0	100,0	100,0	100,0	0,0	0,0
Metoprolol	BELOC ZOK	41,3	44,0	46,6	49,1	51,3	10,0	2,0
Leuprorelin	ENANTONE	7,3	8,5	9,9	11,4	12,8	5,5	1,1
Metamizol-Natrium	NOVALGIN	74,8	74,7	75,7	77,8	82,0	7,2	1,4
Bisoprolol	CONCOR	71,6	76,3	77,8	78,9	80,8	9,3	1,9
Glatirameracetat	COPAXONE	1,6	0,7	1,5	2,5	3,5	2,0	0,4
Diclofenac	VOLTAREN	13,6	14,5	15,5	17,0	19,1	5,5	1,1
Eplerenon	INSPRA	54,0	58,5	61,7	64,0	62,5	8,5	1,7
Ibuprofen	DOLORMIN	84,5	87,4	90,1	89,7	89,5	5,0	1,0
Imatinib	GLIVEC	18,3	20,5	19,3	11,9	16,3	-2,0	-0,4
Esomeprazol	NEXIUM	24,0	25,4	27,5	32,1	36,0	12,0	2,4
Pregabalin	LYRICA	47,7	55,4	62,1	67,7	73,5	25,8	5,2
Tacrolimus	PROGRAF	4,0	4,5	4,9	5,4	5,6	1,6	0,3
Ramipril	DELIX	69,5	70,5	71,2	71,5	73,4	3,9	0,8
Ezetimib	EZETROL	17,6	28,3	40,0	50,0	59,6	42,0	8,4
Rosuvastatin	CRESTOR	19,5	35,8	52,4	65,3	70,4	50,9	10,2
Amlodipin	NORVASC	70,0	77,7	80,7	83,5	86,2	16,2	3,2
Durchschnitt		**45,6**	**49,2**	**52,4**	**55,0**	**57,9**	**12,3**	**2,5**

auf generische Wirkstoffe entfaltet hier die angestrebte gesundheitsökonomische Wirkung infolge von Preisvorteilen.

In der Gesamtschau bleibt dieser Zusammenhang erhalten. Die Veränderungen der Generikaquoten dieser TOP 20 umsatzstärksten generischen Wirkstoffe zeigen über die letzten 5 Jahre eine durchschnittliche Steigerung von 12,3 Prozentpunkten bzw. 2,5 Prozentpunkte pro Jahr. Die Einsparungen von 0,2 Mio. € pro Jahr verdeutlicht, dass auch in der PKV wirksame Instrumente zur Steuerung der Generikaquoten existieren.

11.2 Verordnungsstärkste generikafähige Wirkstoffe in der PKV

Aus Sicht der verordnungsstärksten generikafähigen Wirkstoffe ist die Perspektive entscheidend. Neben der Packungsperspektive ist die tagesdurchschnittliche Erhaltungsdosis von hohem Informationswert. Die Liste der TOP 20 generikafähigen Wirkstoffe zeigt die Tabelle 29.

Tab. 29 Verordnungsstärkste generikafähige Wirkstoffe in der PKV
Legende: Datenbankstand vom 03.02.2025, Kopfschäden vom 19.07.2024, gebundene Hochrechnungen, ohne Zubereitungen (SonderPZN)
Quelle: WIP

Wirkstoff	Erstanbieter	DDD in Mio.					Veränderung 5 Jahre	
		2019	2020	2021	2022	2023	Absolut	p.a.
Candesartan	ATACAND	252,6	290,9	309,9	322,1	348,6	96,0	19,2
Ramipril	DELIX	228,6	234,1	235,9	227,0	231,0	2,4	0,5
Pantoprazol	PANTOZOL	211,4	211,6	216,5	210,7	218,9	7,5	1,5
Atorvastatin	SORTIS	166,1	177,7	188,3	188,4	201,8	35,6	7,1
Acetylsalicylsäure	ASPIRIN	149,3	149,0	148,1	139,5	140,8	−8,4	−1,7
Levothyroxin-Natrium	L-THYROXIN	121,2	122,3	119,9	115,2	115,9	−5,3	−1,1
Amlodipin	NORVASC	103,2	108,5	111,6	109,6	114,3	11,1	2,2
Rosuvastatin	CRESTOR	23,6	41,2	64,1	84,0	107,3	83,7	16,7
Lercanidipin	CARMEN, CORIFEO	53,8	59,0	63,1	63,7	68,9	15,1	3,0
Valsartan	DIOVAN	63,4	58,6	61,3	61,4	63,8	0,4	0,1
Bisoprolol	CONCOR	58,7	60,4	61,3	59,7	61,6	2,9	0,6
Torasemid	TORACARD	53,1	56,7	58,6	56,4	57,5	4,4	0,9
Metoprolol	BELOC ZOK	55,6	54,8	53,3	49,6	49,1	−6,5	−1,3
Simvastatin	ZOCOR	63,2	57,9	52,7	44,8	39,9	−23,3	−4,7
Tamsulosin	OMNIC	48,8	50,2	51,6	50,6	56,4	7,6	1,5
Gentamicin	REFOBACIN	61,5	56,1	51,6	50,5	52,6	−8,9	−1,8
Metformin	AVANDAMET	41,9	43,9	45,8	45,0	46,9	5,0	1,0
Esomeprazol	NEXIUM	41,8	41,9	42,1	40,4	42,0	0,2	0,0
Estriol	OEKOLP	38,6	37,3	39,6	40,0	44,1	5,5	1,1
Levothyroxin und Kaliumjodid	JODTHYROX	39,1	38,2	37,0	0,0	0,0	−39,1	−7,8
Durchschnitt		**93,8**	**97,5**	**100,6**	**97,9**	**103,1**	**9,3**	**1,9**

An der Spitze der verordnungsstärksten generikafähigen Wirkstoffe steht auch hier der Wirkstoff Candesartan, der zur Behandlung des Bluthochdrucks und der Herzschwäche dient. Der Verbrauch wuchs von 252,6 Mio. DDD (2019) auf 348,6 Mio. DDD (2023). Die zuvor gezeigten Indikatoren zum wachsenden Umsatz und der Generikaquote unterstreichen hier noch einmal sehr deutlich, dass die PKV-Population mit zunehmendem Alter die erwartbaren pharmazeutischen Bedarfe ausformuliert. Damit ist aber noch nicht gesagt, dass die unbehandelte Prävalenz in dieser Indikation reduziert ist. Einen ähnlich starken Anstieg der DDD zeigte ebenfalls der Wirkstoff Rosuvastatin, der als Cholesterinsenker dient. Überdurchschnittliche Steigerungen sind ebenso auf den Wirkstoffen Atorvastatin und Lercanidipin zu beobachten. Starke Rückgänge zeigen die Wirkstoffe Levothyroxin und Kaliumjodid, Simvastatin und Levothyroxin-Natrium.

In der Gesamtschau steigerten die TOP 20 verordnungsstärksten Wirkstoffe die DDD-bezogene Menge von 93,8 Mio. auf 103,1 Mio. um 9,3 Mio. DDD in den letzten 5 Jahren. Das ist eine Steigerung von 1,9 Mio. DDD pro Jahr. Die damit verbundene, DDD-bezogene Generikaquote der TOP 20 verordnungsstärksten generischen Wirkstoffe wuchs von durchschnittlich 75,6% (2019) auf 81,3% (2023) um insgesamt 6,0 Prozentpunkte. Pro Jahr bedeutet das eine Veränderung von 1,2% bezogen auf die TOP 20 verordnungsstärksten generischen Wirkstoffe. Die Details dazu zeigt die Tabelle 30.

Insbesondere im Jahr 2023 sind die zum Teil sehr hohen Generikaquoten gut zu erkennen. Starke Veränderungen zeigen sich hier zusätzlich bei den Wirkstoffen Amlodipin, Valsartan und Metropolol. Die Generikaquote für den Wirkstoff Gentamicin ist mit 1,4% sehr niedrig. Trotz der Generikafähigkeit dieses Wirkstoffs spielen Generika hier aber eine sehr untergeordnete Rolle, obwohl die Verordnungsmenge von 51,2 Mio. DDD eine große Relevanz besitzt. Da aber die Preisdifferenzen zwischen Generika und Altoriginal nicht besonders hoch sind, gibt es keinen Anlass für die weitere Steigerung der Generikaquote.

11.3 Generikaquote in PKV und GKV

Der Vergleich zwischen PKV und GKV ist meist besonders interessant, da die unterschiedlichen Ausrichtungen und Ansätze der Steuerungsinstrumente (s. Tab. 1) unterschiedliche Auswirkungen zeigen. Den Vergleich nunmehr von den TOP 20 auf die 100 umsatzstärksten generikafähigen Wirkstoffen der PKV eines jeweiligen Jahres auszuweiten, erlaubt eine wesentlich breite Informationsgrundlage. Da die Daten der GKV aber nicht mehr im Rahmen des AVR publiziert werden, dienen die öffentlich verfügbaren Daten von INSIGHT HEALTH als Informationsquelle [62–65]. Im Gegensatz zum AVR beziehen sich diese Daten allein auf Fertigarzneimittel und sind in diesem Punkt mit den PKV-Daten harmonisiert. Eine höhere Vergleichbarkeit der Auswahlgesamtheit ist damit gegeben. Die Berichtseinheit bezieht sich auf die durchschnittliche Erhaltungsdosis eines Erwachsenen (DDD), die auch für die PKV seit 2019

Tab. 30 Generikaquoten der verordnungsstärksten generikafähigen Wirkstoffe in der PKV
Legende: Datenbankstand vom 03.02.2025, Kopfschäden vom 19.07.2024, gebundene Hochrechnungen, ohne Zubereitungen (SonderPZN)
Quelle: WIP

Wirkstoff	Erstanbieter	DDD-bezogene Generikaquote (GQ)					Veränderung 5 Jahre	
		2019	2020	2021	2022	2023	%-Pkt.	p.a.
Candesartan	ATACAND	83,7	85,3	87,6	89,5	91,3	7,6	1,5
Ramipril	DELIX	75,3	76,4	77,7	78,6	80,5	5,2	1,0
Pantoprazol	PANTOZOL	89,0	89,2	89,0	88,9	90,3	1,3	0,3
Atorvastatin	SORTIS	89,7	90,9	91,7	93,0	94,3	4,6	0,9
Acetylsalicylsäure	ASPIRIN	78,5	80,3	81,3	82,4	83,8	5,3	1,1
Levothyroxin-Natrium	L-THYROXIN	100,0	100,0	100,0	100,0	100,0	0,0	0,0
Amlodipin	NORVASC	84,4	91,5	92,8	93,7	94,6	10,2	2,0
Rosuvastatin	CRESTOR	64,0	79,6	87,8	91,0	93,8	29,9	6,0
Lercanidipin	CARMEN, CORIFEO	27,7	22,1	18,0	15,1	15,6	−12,1	−2,4
Valsartan	DIOVAN	66,6	66,7	69,3	71,8	76,7	10,1	2,0
Bisoprolol	CONCOR	78,8	82,6	83,7	84,7	86,9	8,1	1,6
Torasemid	TORACARD	89,9	91,3	92,7	93,5	94,2	4,3	0,9
Metoprolol	BELOC ZOK	61,7	64,4	66,7	69,0	71,4	9,7	1,9
Simvastatin	ZOCOR	95,3	98,0	98,3	98,5	98,7	3,4	0,7
Tamsulosin	OMNIC	90,8	93,6	94,6	95,5	96,9	6,1	1,2
Gentamicin	REFOBACIN	-	-	-	-	1,4	-	-
Metformin	AVANDAMET	92,1	94,4	94,7	94,5	94,0	1,9	0,4
Esomeprazol	NEXIUM	68,7	71,8	75,0	78,0	80,9	12,3	2,5
Estriol	OEKOLP	-	-	-	-	-	-	-
Levothyroxin und Kaliumjodid	JODTHYROX	100,0	100,0	100,0	100,0	100,0	0,0	0,0
Durchschnitt		**79,8**	**82,1**	**83,4**	**84,3**	**81,3**	**6,0**	**1,2**

zur Verfügung steht. Die Generikaquote bezieht sich auf den gesamten generikafähigen Markt als Marktausschnitt, um das Problem bestehender Leistungskataloge (z.B. OTC) zu umgehen. Die Abbildung 20 zeigt Ergebnisse.

Die Abbildung 20 trifft mehrere Hauptaussagen gleichzeitig. Der GKV-Versorgungsanteil von Generika an generikafähigen Wirkstoffen (orangene Balken) ist um mehr als 10 Prozentpunkte deutlich höher als in der PKV (blaue

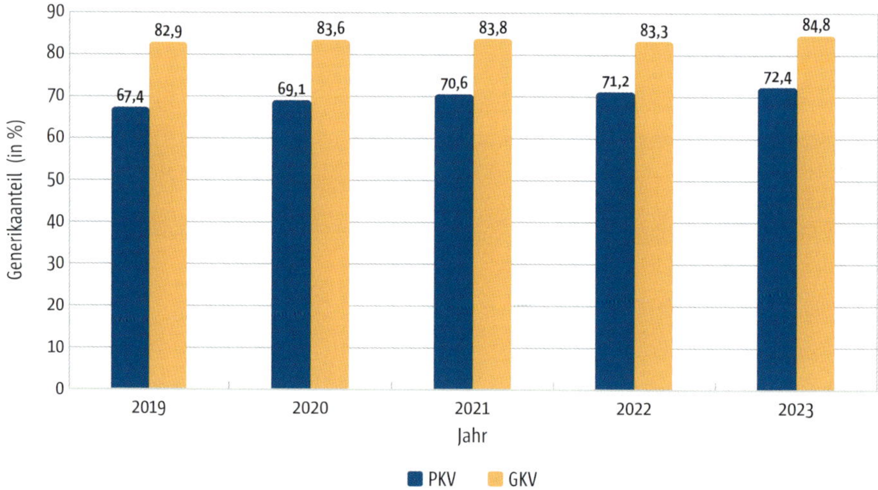

Abb. 20 Anteil Generika am generikafähigen Markt (DDD, in %) in PKV und GKV
Datenbankstand vom 03.02.2025, Kopfschäden vom 19.07.2024, gebundene Hochrechnungen
Quelle: WIP, INSIGHT Health [57–60]

Balken). Die Veränderungen bzw. Steigerungen in der GKV verlaufen zudem wesentlich langsamer. In den letzten 5 Jahren gab es eine Steigerung um 1,8 Prozentpunkte, was einem durchschnittlichen Wachstum von 0,4 Prozentpunkten pro Jahr entspricht. In der PKV hingegen wuchs die Generikaquote um 5 Prozentpunkte, d.h. 1 Prozentpunkt pro Jahr. Damit verkleinerte sich der Abstand zwischen der GKV- und PKV-Generikaquote von 15,5 Prozentpunkten (2019) auf 12,3 Prozentpunkte (2023). Damit wächst die Effizienz in der PKV weiter. Die Eigenverantwortung der Privatversicherten sowie die verfügbaren Steuerungsinstrumente können ebenso, wenn auch langsamer, ihre Wirkung entfalten. Eine langsame Konvergenz der Generikaquoten ist aber auf absehbare Zeit noch nicht in Sicht.

Die in Abbildung 19 gewählte Darstellung bezieht sich auf den PKV-Verordnungsanteil von Generika, gemessen in Daily Defined Doses (DDD), im Verhältnis zum gesamten generikafähigen Markt. Der Punktschätzer weicht von den Schätzergebnissen der gleichen Dimension (DDD) ab (z.B. Abb. 12), weil der Nenner (gesamtes Arzneimittelvolumen ohne OTC) eine andere Basis ist. Die Grundaussage bleibt davon unberührt.

12

Biologika und Biosimilare

Biologika sind biotechnisch hergestellte Arzneimittel. Bei der Herstellung wird ein therapeutisch relevantes Protein aus dem menschlichen Genom isoliert und genetisch so modifiziert, dass es im menschlichen Organismus ein benötigtes menschliches Protein mit medizinsicher Wirkung generiert [66]. Diese Proteine kommen zwar oft schon im Körper vor. Sie sind jedoch nur in geringer Konzentration vorhanden und können nicht sicher isoliert werden. Kontaminationen mit menschlichen Krankheitserregern kann man nicht sicher ausschließen. Daher werden Biologika in sehr aufwändigen Verfahren in fremden Organismen oder Zellen (z.B. Bakterium, Hefezelle, Säuger-Zelllinie) unter Rückgriff auf moderne Methoden der Gentechnologie hergestellt. Aus der Zeitreihenbetrachtung sind die Rechnungsbeträge für Biologika insgesamt (patentgeschützte und nicht-patentgeschützte Biologika) stärker gewachsen als die Mengeneinheiten (Packungen, DDD) (s. Abb. 21). Mit Beginn der Corona-Phase (ab 2020) kam es bei den patentgeschützten Biologika aus Sicht der Rechnungsbeträge zu einer kurzen Phase der Umsatzrückgänge. Mit dem Jahr 2022 wurde das präpandemische Niveau von 2019 wieder erreicht und sogar überschritten. Der Anteil der Rechnungsbeträge von Biologika im Verhältnis zu Nicht-Biologika liegt mittlerweile bei 25,8% (2023). Aus Sicht der Mengen hingegen wachsen die Versorgungsanteile nur sehr langsam wieder an.

Die zunehmend wachsenden Umsatzanteile der Biologika sind bei nahezu gleichbleibenden Mengen auf sinkende Umsatzanteile der anderen Arzneimitteltypen sowie Preiseffekte zurückzuführen. Da sehr viele pharmakologi-

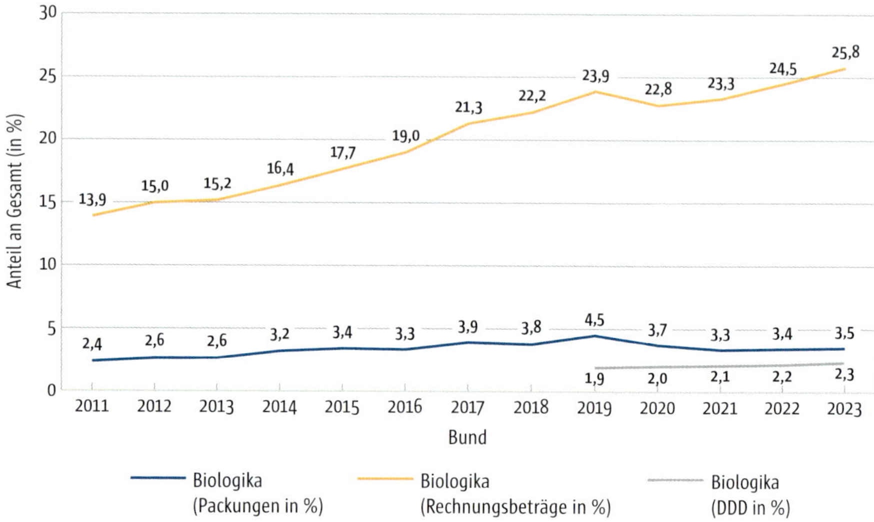

Abb. 21 Anteil der Biologika an Fertigarzneimitteln in der PKV
Legende: Datenbankstand vom 03.02.2025, Kopfschäden vom 19.07.2024, gebundene Hochrechnungen, ohne Zubereitungen (SonderPZN)
Quelle: WIP

sche Innovationen und neue Medikamente aus dem Bereich der Biologika kommen, ist diese Entwicklung wenig überraschend. Die Privatversicherten beteiligen sich hier überproportional an den Kosten von Forschung und Entwicklung. Die Liste der umsatzstärksten Biologika in der PKV und die damit verbundenen PKV-Marktanteile können diese Aussage belegen (s. Tab 31).

Insgesamt verursachten die 15 umsatzstärksten Biologika bei den Privatversicherten einen Rechnungsbetrag von 412 Mio. € im Jahr 2019, was rund 7,1% der Gesamtkosten verursacht. In den Folgejahren ist dieser Rechnungsbetrag weiter bis auf einen Betrag von 642 Mio. € im Jahr 2023 gestiegen, womit der Anteil an den Gesamtkosten auf 9,2% anwuchs. Zum Vergleich können die GKV-Zahlen herangezogen werden. In der GKV wuchs der Anteil der Versorgungsausgaben der gleichen 15 Wirkstoffe von 7,1 (2019) auf 10,1% (2023). Die Anteile sind hier leicht höher, weil neben den Fertigarzneimitteln auch die Beträge der SonderPZN/Rezepturen aufgelöst sind. Diese fehlen in den PKV-Zahlen und erklären die leicht geringeren Anteile in den Rechnungsbeträgen. Aus dieser Makroperspektive ist gut erkennbar, welchen Anteil die umsatzstärksten Arzneimittel mittlerweile einnehmen. Als Ursache können hier Preise, aber auch Mengeneffekte herangezogen werden. Mehr Menschen brauchen diese Arzneimittel, die zunehmend für unterschiedliche Indikationen eingesetzt werden können.

Bei allen Gemeinsamkeiten von PKV und GKV ergeben sich aber auch interessante Unterschiede bei den einzelnen Wirkstoffen sowie den dazu gehörigen PKV-Marktanteilen. Das umsatzstärkste Biologika in der PKV ist mittlerweile

Tab. 31 Umsatzstärkste Biologika in PKV und PKV-Marktanteil
Legende: Datenbankstand vom 03.02.2025, Kopfschäden vom 19.07.2024, gebundene Hochrechnungen, ohne Zubereitungen (SonderPZN)
Quelle: WIP, PharmAnalyst (abgerufen am 10.07.2025)

Handelsname	PKV-Rechnungsbetrag in Mio. €					PKV-Marktanteil in %				
	2019	2020	2021	2022	2023	2019	2020	2021	2022	2023
SHINGRIX	7,9	26,3	35,6	75,2	84,5	55,3	56,9	71,8	83,5	90,0
EYLEA	64,4	63,2	66,8	73,5	73,1	15,6	13,8	11,9	12,3	12,4
LUCENTIS	67,2	66,9	70,7	72,2	67,0	14,8	13,8	13,0	13,4	14,1
STELARA	31,2	38,6	47,2	56,4	62,5	7,0	6,6	6,4	6,6	6,7
DUPIXENT	11,1	20,5	31,6	43,8	54,7	10,3	10,0	9,9	9,8	9,9
DARZALEX	9,5	5,0	22,9	38,3	49,5	3,7	1,4	4,2	5,3	5,8
COSENTYX	37,9	36,6	35,6	36,0	37,4	10,1	9,6	9,2	9,2	9,1
REPATHA	15,9	26,1	29,4	34,1	35,6	21,1	21,3	20,9	21,7	22,5
HUMIRA	81,3	62,7	39,5	34,7	33,7	10,4	11,9	13,3	13,8	14,0
ROACTEMRA	22,8	23,4	25,6	29,6	31,7	10,0	10,1	11,2	12,2	12,5
TREMFYA	9,1	11,6	16,6	21,5	26,5	9,8	9,4	9,0	8,8	8,8
TRULICITY	15,7	17,0	18,3	21,5	22,4	8,8	8,2	7,2	7,0	7,3
ENTYVIO	12,3	14,7	17,9	20,7	22,3	6,0	5,6	5,7	5,9	6,0
TALTZ	9,4	12,7	15,0	18,1	21,7	9,7	9,4	9,4	10,0	10,6
OCREVUS	17,0	14,0	15,7	17,3	19,4	9,9	7,2	5,7	5,1	5,2

SHINGRIX (gegen das Varizella Zoster Virus). Der Umsatz von 7,9 Mio. € (2019) schoss auf 84,5 Mio. € (2023) im Beobachtungszeitraum von 5 Jahren empor, was mit einer Verzehnfachung des Umsatzes gleichzusetzen ist. Der PKV-Marktanteil sprang von 55% (2019) auf knapp 90% (2023) an. Die Zahlen in der GKV wuchsen zunächst von 6,4 Mio. € (2019) auf 20,0 Mio. € an (2020), bevor sie dann auf ein niedriges Niveau von 9,4 Mio. € (2023) abschmolzen. Wie kann man sich diese Verläufe erklären?

Zunächst spricht der PKV-Verlauf für sich – die Umsätze wuchsen sehr stark an. Ein Teil des Wachstums kann auf Verordnungen vorheriger Jahre zurückgehen, die im Durchschnitt rund 25% verursachen [17]. Neben diesem methodischen Aspekt zielte das Vorgehen vieler PKVn aber auch auf das Thema Impfen im Rahmen von Präventionsleistungen ab. Denn seit Ende 2018 empfiehlt die STIKO für Menschen ab 60 Jahren eine Impfung gegen Gürtelrose als Standardimpfung [67]. Infolgedessen können die Privatversicherten auch mit einer Erstattung der Impfkosten rechnen. Außerdem sind erste PKVn dazu übergangen, die Impfkosten neutral von der Selbstbehalts- und Beitragsrückerstattungsregel zu betrachten. Damit entsteht ein Anreiz, die im Rahmen von verhältnispräventiven Ansätzen angebotenen Impfleistungen auch tatsächlich anzunehmen. Die Leistungsabteilungen der einzelnen PKVn weisen ihre Versicherten dazu direkt oder indirekt auf ihre Kampagnen hin. In der Regel erfolgt der Bezug dann über die Apotheke, sodass diese nach Einreichung auch in diesen Statistiken auftauchen.

In der GKV funktioniert die Impfstoffverteilung hingegen bei STIKO-Impfungen anders. Nur in den seltensten Fällen wird der Impfstoff über die Apotheke bezogen, und wenn, dann meist von gesetzlich Versicherten Selbstzahlern. Alle anderen Personen beziehen ihren Impfstoff direkt über den Arzt, der die Impfstoffe für den allgemeinen Sprechstundenbedarf bestellt. Diese Impfstoffe wiederum tauchen nicht in der Statistik auf. Bei steigendem Bedarf versorgt dann der niedergelassene Hausarzt kontinuierlich mehr Patienten, sodass der relative Marktanteil in der GKV sinkt. Daher ist es schwierig, die GKV-Impfstoffversorgung mit dieser Datenquelle adäquat abzubilden.

12.1 Biosimilars

Nach Patentablauf eines originalen Biopharmazeutikums können Nachahmerprodukte, sogenannte Biosimilare, den Wettbewerb zwischen verschiedenen Präparaten einleiten. Aus pharmazeutisch-chemischer Sicht sind Biosimilars nicht mit Generika zu verwechseln, da größere und komplexere Moleküle mit höheren Anforderungen an die Herstellung und Lagerung erzeugt werden. Biopharmazeutika/Biosimilars ähneln sich daher nur innerhalb von Spezifikationskorridoren und Toleranzgrenzen infolge des komplexen Produktionsprozesses. Selbst Originalpräparate können sich von Charge zu Charge unterscheiden, ohne dass diese geringen Abweichungen eine klinisch-therapeutische Relevanz verursachen. Insofern können auch Biosimilare nur „ähnlich" innerhalb genauestens spezifizierter Grenzen zu den Originalpräparaten sein. Aus diesem Grund ist der Nachweis einer Reproduzierbarkeit im Vergleich zum Referenzprodukt (Originatorprodukte) ausreichend [66]. Der Wirksamkeitsnachweis von Biosimilars, beispielsweise im Vergleich zu einer Placebogruppe, ist nicht gefordert. Diesen Nachweis erbrachte bereits das Referenzpräparat. Vielmehr sind Biosimilars darauf angewiesen, ihre Ähnlichkeit zum Referenzpräparat im Produktionsprozess (Qualität) und in Punkto Sicherheit und Verträglichkeit zu belegen. Vom Referenzprodukt wird dann auf die Wirksamkeit geschlossen (extrapoliert). Der Vorgang der Extrapolation ist in der Regel unproblematisch, wenn die Indikation von Referenzprodukt und Biosimilar identisch ist. Falls aber die Indikationen bzw. die Anwendungsgebiete zwischen dem Referenzprodukt (z.B. rheumatoide Arthritis) und dem Biosimilar (z.B. Morbus Crohn oder Colitis Ulcerosa), wie im Fall von Infliximab, verschieden sind, ist der Schritt der Extrapolation hingegen umstritten [68]. Die Prüfung und Zulassung von Biosimilars übernimmt die Europäische Arzneimittelkommission (European Medicines Agency, EMA). Das dazu bestehende Regelwerk ist spezifisch und transparent und konnte seit Einfüh-

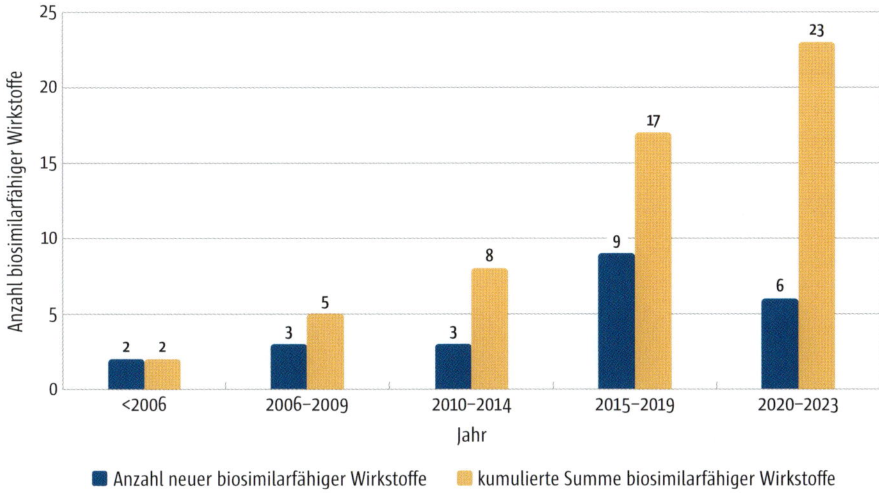

Abb. 22 Entwicklung der biosimilarfähigen Wirkstoffe
Quelle: EMA; proGenerika (INSIGHT Health) [70]

rung von Biosimilars zuverlässig über Sicherheit und Wirksamkeit von Biosimilars in der EU berichten [69]. Das Vertrauen in Biosimilars wächst damit weiter, sodass sich Biosimilars in der Versorgung etablieren. Die Abbildung 22 zeigt die Entwicklung der biosimilarfähigen Wirkstoffe.

Der biosimilarfähige Markt ist nicht mit dem Generikamarkt oder neuen Medikamenten zu vergleichen. Die Anzahl der neuen, patentfrei gewordenen Wirkstoffe, wächst vergleichsweise langsam. Sehr selten verlieren in einem Jahr mehrere Wirkstoffe gleichzeitig ihren Patentschutz. Im Jahr 2017 waren es fünf Wirkstoffe und im Jahr 2023 waren es 4 Wirkstoffe, die gleichzeitig zum biosimilarfähigen Markt hinzukamen. Im Jahr 2017 handelte es sich v.a. um verordnungs- und umsatzstarke Wirkstoffe: Adalimumab, Insulin lispro, Rituximab, Teriparatid und Trastuzumab. Im Jahr 2023 waren es Aflibercept, Eculizumab, Natalizumab und Tocilizumab. Insgesamt ist die Anzahl der biosimilarfähigen Wirkstoffe im Jahr 2023 bis auf 23 Wirkstoffe gewachsen. Über diese Wirkstoffe verteilen sich die Biosimilarprodukte, die zu unterschiedlichen Zeitpunkten den biosimilarfähigen Markt betreten haben (s. Abb. 23).

Diese Marktansicht zeigt den vergleichsweise großen Zulauf von Biosimilarprodukten. Erst ab 2015 bzw. 2017 wuchsen die Zahlen stark an, was die hohe Anzahl neuer Biosimilarprodukte von 44 in diesem 5-Jahresintervall zeigt. Mit den Jahren 2020 bis 2023 lagen bereits 28 neue Zulassungen vor, sodass eine stetig wachsende Zahl an Biosimilarprodukten durchaus als realistisch eingeschätzt werden kann.

Die Nachfrage bzw. der medizinische Bedarf für diese Produkte ist nach wie vor ungebrochen. Die Verordnungszahlen von Biosimilars sind von 123 Tsd. (2019) auf 205 Tsd. (2023) Packungen um 65% gestiegen (s. Tab. 5). Die Rechnungsbeträge wuchsen von 84,8 Mio. € (2019) auf 139,3 Mio. € (2023) und sind

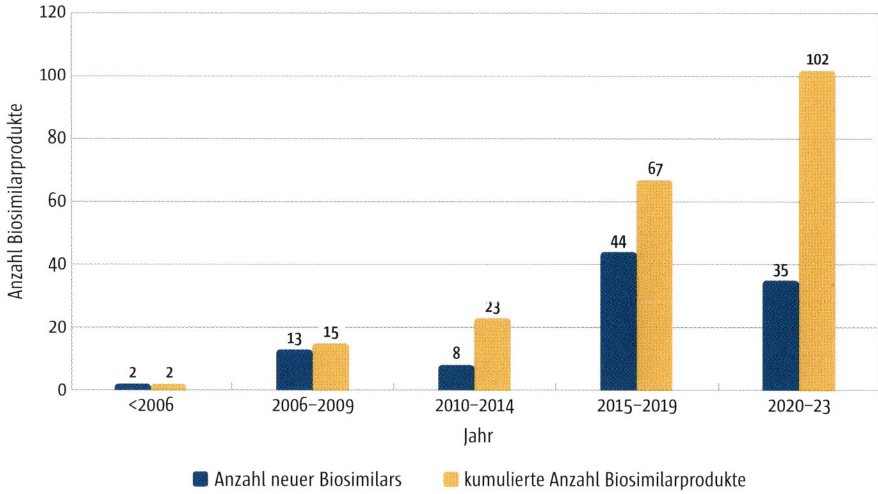

Abb. 23 Entwicklung der biosimilarfähigen Arzneimittel
Quelle: EMA; proGenerika (INSIGHT Health) [70]

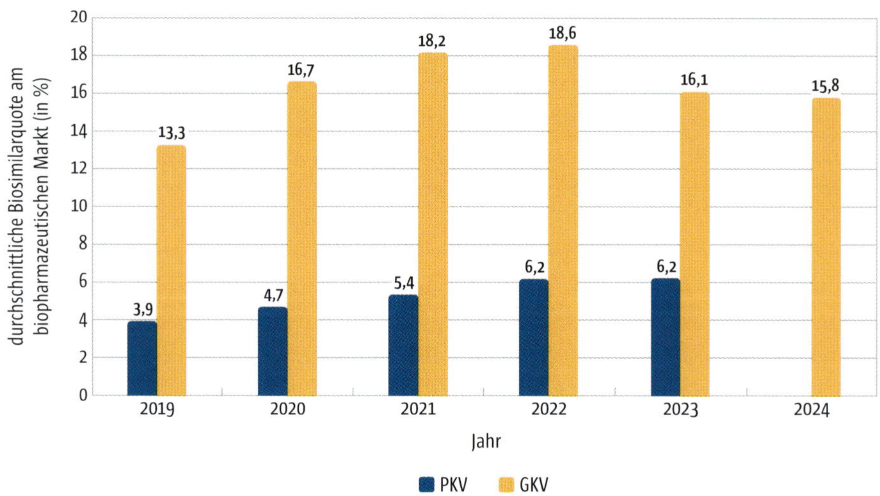

Abb. 24 Anteil von Biosimilars am biopharmazeutischen Markt in PKV und GKV
Legende: Datenbankstand vom 03.02.2025, Kopfschäden vom 19.07.2024, gebundene Hochrechnungen, ohne Zubereitungen (SonderPZN), Summe Biosimilars in DDD im Verhältnis zum biopharmazeutischen Markt, d.h. inklusive patentgeschützter Biologika
Quelle: WIP, ProBiosimilars (INSIGHT Health) [71]

um 64,2% gestiegen. Die durchschnittlichen Biosimilarquoten in DDD am biosimilarfähigen Markt sind von 11,6% (2019) auf 16,6% (2023) für Privatversicherte gewachsen. Bei den gesetzlich Versicherten sind die Biosimilarquoten von 9,6% (2019) auf 27,0% (2023) gewachsen [28]. Die Abbildung 24 verdeutlicht die Entwicklung der mengenbezogenen Angaben.

Aus den durchschnittlichen Biosimilarquoten über den gesamten biopharmazeutischen Markt inkl. patentgeschützter Biologika hinweg lassen sich zwei zentrale Erkenntnisse ableiten. Zum einen ist das Niveau der durchschnittlichen Biosimilarquoten in der PKV niedriger als in der GKV. Zum anderen sinkt die Biosimilarquote in der GKV seit dem Jahr 2022, während sie in der PKV stagniert. Das liegt zum einen am stark wachsenden Bedarf an patentgeschützten Biologika [71]. Das liegt aber auch daran, dass im Jahr 2023 die Summe der verschriebenen Tagesdosen in der GKV leicht rückläufig waren und erst im Jahr 2024 langsam wieder ansteigen. Die zwischenzeitliche Gesetzesänderung zur automatischen Substitution von patentfrei gewordenen Wirkstoffen dürfte keinen wesentlichen Einfluss gehabt haben. Denn zum einen ist die Pipeline an Zulassungsanträgen für neue Biosimilars für 2025 „prall" gefüllt [72]. Zum anderen bezieht sich diese neue Substitutionsregel ausschließlich auf biotechnologisch hergestellte biologische Fertigarzneimittel, die von Apotheken zur Herstellung parenteraler Zubereitungen benutzt werden. Zudem enthält die Liste lediglich sechs Wirkstoffe [73]. Die herkömmlichen Fertigarzneimittel bzw. Biologika sind zurzeit (noch) nicht betroffen [72]. Allerdings hat der Gemeinsame Bundesausschuss erneut das Stellungsnahmeverfahren zur Änderung der Arzneimittelrichtlinie (AM-RL) eingeleitet [74]. Eine weiterführende Diskussion zwischen Leistungsausgaben, Versorgungssicherheit und Qualität der pharmazeutischen Versorgung ist zu erwarten.

12.2 Wirkstoffspezifische Biosimilarquoten in PKV und GKV

Die wirkstoffspezifische Ansicht auf die Entwicklungen kann die Marktdynamik deutlich besser beschreiben, da einzelne Wirkstoffe unterschiedliche Versorgungslasten tragen und zu unterschiedlichen Zeitpunkten ihren Patentschutz verloren. Dabei sind sie unterschiedlichen regulatorischen Rahmen ausgesetzt, die sich v.a. im Bereich der GKV im Laufe der letzten Jahre immer wieder änderten. Die bereits angesprochene Substitutionspflicht für biosimilarfähige Wirkstoffe nach dem Vorbild der Aut-idem-Regelung für Generika ist dabei nur ein Ansatz. Daneben sind es die Kassenärztlichen Vereinigungen (KV), die facharztgruppenspezifische Quoten und Regelungen von Jahr zu Jahr in den verschiedenen Regionen definieren. Dieses Verfahren ist flächendeckend, wenn auch unterschiedlich für jedes KV-Gebiet und nur für gesetzlich Versicherte. Die Zielquoten und das quartalsweise durchgeführte Monitoring für niedergelassene Ärzte in einzelnen KV-Gebieten sind stellenweise sehr ehrgeizig, was in den schnell steigenden Biosimilarquoten (z.B. Adalimumab) deutlich zu erkennen ist. Die Entwicklungen zeigt die Tabelle 32. Als Berichtseinheit ist der Anteil an Biosimilaren an der gesamten Verordnungsmenge eines biosimilarfähigen Wirkstoffs in DDD gewählt.

Die wachsenden Biosimilarquoten in den letzten 5 Jahren verdeutlichen die Relevanz sowohl für PKV als auch für die GKV. Umfangreiche Einsparungen sind möglich, die im Falle der GKV schneller und auf hohem Niveau erreicht

Tab. 32 Biosimilarquoten je Wirkstoff (DDD, in %) in PKV und GKV
Legende: Datenbankstand vom 03.02.2025, Kopfschäden vom 19.07.2024, gebundene Hochrechnungen, ohne Zubereitungen (SonderPZN)
Quelle: WIP, ProBiosimilars (INSIGHT Health [71])

	PKV					GKV				
Biosimilarfähiger Wirkstoff	2019	2020	2021	2022	2023	2019	2020	2021	2022	2023
Adalimumab	27,1	44,4	54,1	57,0	60,1	44,1	64,9	73,6	76,2	78,7
Bevacizumab	-	7,0	47,1	72,7	85,5	-	30,4	86,1	93,6	94,9
Enoxaparin	11,0	16,7	20,1	28,5	31,5	21,7	37,5	47,6	64,3	53,8
Erythropoietin	69,5	74,4	76,2	77,4	80,7	50,0	54,5	57,2	-	-
Etanercept	42,2	51,0	56,4	58,6	61,2	65,0	75,3	80,8	82,7	84,3
Filgrastim	75,4	74,9	75,4	76,3	78,5	76,9	75,9	77,2	77,1	79,4
Follitropin alfa	28,2	27,9	32,2	-	-	38,7	38,8	46,6	51,4	54,1
Infliximab	39,9	45,1	56,9	72,8	78,8	68,3	79,9	87,1	90,9	92,5
Insulinglargin	6,1	6,9	7,9	8,6	9,8	-	-	-	15,3	16,7
Insulinlispro	0,0	0,0	0,0	0,1	0,2	-	-	-	5,7	6,3
Pegfilgrastim	22,6	43,2	52,9	60,8	70,3	35,1	55,7	64,4	70,1	75,5
Ranibizumab	-	-	-	-	0,2	-	-	-	-	0,6
Rituximab	57,0	40,7	70,5	46,3	53,2	79,1	87,2	90,3	91,4	91,7
Somatropin	16,3	18,3	18,3	2,3	0,0	23,8	25,4	27,4	29,4	38,1
Teriparatid	0,7	9,0	24,4	32,4	35,2	1,4	19,8	39,1	45,9	53,1
Trastuzumab	40,4	26,0	28,3	28,2	17,4	67,8	78,8	83,0	85,4	86,7
Tocilizumab	-	-	-	-	0,2	-	-	-	-	-

werden. Abgesehen vom Ausgangsniveau sind die Veränderungen in den letzten 5 Jahren aber ungefähr gleich, was den hohen Aufwand der Substitution rechtfertigt. Damit bleibt das Marktsegment der Biosimilars weiter attraktiv für Patienten, pharmazeutische Hersteller und Kostenträger.

13

Pharmaunternehmen

Privatversicherte unterstützen mit der überproportionalen Inanspruchnahme und Kostenerstattung neuer und innovativer Arzneimittel die forschenden Pharmaindustrien. Diese Aussage gilt auch für Zeiten nach einer Pandemie. Die Tabelle 33 zeigt Details.

An der Spitze der wichtigsten Hersteller steht Novartis mit einem Jahresumsatz von 466,0 Mio. € im Jahr 2023 und einem Anteil von 4,8% am PKV-Umsatz. Der Anteil am PKV-Gesamtumsatz von 4,8% dürfte unterschätz sein, weil auch viele andere Unternehmen und Beteiligungen zum Konzern gehören. Mit einem Umsatzanteil von 4,7% sowie einem Umsatz von 462,0 Mio. € gehört Pfizer ebenfalls zu den wichtigsten pharmazeutischen Herstellern, die den pharmazeutischen Bedarf der Privatversicherten decken. Im Vergleich zu 2019 haben jedoch beide Unternehmen, Novartis und Pfizer, an Umsatz eingebüßt.

Den stärksten Umsatzanstieg zeigten die Hersteller Astra Zeneca (+212,0 Mio. €) und Glaxo Smith Kline (GSK) (+110,9 Mio. €) in den letzten 5 Jahren. Dies dürfte auf die umsatzstarken Wirkstoffe Dapagliflozin (FARXIGA) oder Osimertinib (TAGRISSO) zurückzuführen sein, die bei Astra Zeneca einen hohen Umsatz erzeugen. Bei GSK sind es vor allem Shingrix (Impfstoff gegen Gürtelrose) oder der Wirkstoff Dolutegavir (Bestandteil von HIV-Medikamenten), die von hoher Bedeutung sind.

Der starke Umsatzrückgang bei MSD dürfte sich allein auf die Fertigarzneimittel beziehen. Das umsatzstarke Medikament Keytruda zur Behandlung von onkologischen Erkrankungen dürfte in den Sekundärdaten aufgrund der Darreichungsform (SonderPZN bzw. Rezepturen) und der damit verbundenen

Tab. 33 Wichtigste pharmazeutische Hersteller über alle Marktsegmente in der PKV
Legende: Datenbankstand vom 03.02.2025, Kopfschäden vom 19.07.2024, gebundene Hochrechnungen
Quelle: WIP

Firmenname	Wichtigste Medikamente	2019		2020		2021		2022		2023	
		in Mio. €	Anteil	in Mio. €	Anteil	in Mio. €	Anteil	in Mio. €	Anteil	in Mio. €	Anteil
NOVARTIS	ENTRESTO, LUCENTIS, JAKAVI	497,3	4,4%	457,3	5,1%	434,9	4,9%	465,8	4,9%	466,0	4,8%
PFIZER	VYNDAQEL, FSME IMMUN, IBRANCE	477,6	4,2%	419,1	4,7%	384,0	4,3%	333,9	3,5%	462,0	4,7%
ASTRAZENECA	TAGRISSO, LYNPARZA, FORXIGA	222,7	2,0%	184,0	2,1%	181,9	2,0%	434,5	4,5%	434,7	4,4%
JANSSEN-CILAG	ERLEADA, DARZALEX, IMBRUVICA	422,0	3,7%	382,8	4,3%	418,7	4,7%	449,0	4,7%	392,1	4,0%
1A-PHARMA	CANDESARTAN, PANTOPRAZOL, ATORVASTATIN	347,3	3,1%	322,9	3,6%	317,1	3,6%	347,0	3,6%	327,8	3,3%
SANOFI	DUPIXENT, EFLUELDA, LANTUS	357,5	3,2%	345,8	3,9%	300,4	3,4%	304,8	3,2%	304,4	3,1%
GLAXOSMITHKLINE	SHINGRIX, BEXSERO, PRIORIX	174,7	1,5%	198,9	2,2%	191,8	2,2%	269,4	2,8%	285,5	2,9%
MSD	GARDASIL 9, KEYTRUDA, JANUVIA	272,4	2,4%	245,7	2,7%	204,7	2,3%	189,1	2,0%	184,0	1,9%
BAYER VITAL	XARELTO, EYLEA, NUBEQA	235,5	2,1%	223,9	2,5%	165,8	1,9%	174,3	1,8%	180,8	1,8%
ABBVIE	RINVOQ, VENCLYXTO, HUMIRA	97,9	0,9%	119,4	1,3%	111,4	1,3%	147,0	1,5%	156,5	1,6%
BRISTOL-MYERS SQUIBB	OPDIVO, YERVOY, REVLIMID	91,7	0,8%	103,2	1,2%	113,4	1,3%	133,3	1,4%	148,0	1,5%
HEXAL	L-THYROX HEXAL, METOHEXAL, BISOHEXAL	196,7	1,7%	165,5	1,9%	138,2	1,6%	137,3	1,4%	135,3	1,4%
ROCHE	ROACTEMRA, VABYSMO, OCREVUS	136,9	1,2%	94,1	1,1%	95,3	1,1%	113,4	1,2%	133,1	1,4%
BOEHRINGER INGELHEIM	JARDIANCE, OFEV, PRADAXA	119,4	1,1%	98,8	1,1%	103,8	1,2%	111,8	1,2%	131,8	1,3%
TAKEDA	ENTYVIO, TRENANTONE, KIOVIG	98,7	0,9%	122,6	1,4%	128,9	1,4%	120,1	1,3%	118,3	1,2%
AMGEN	REPATHA, XGEVA, PROLIA	91,5	0,8%	103,3	1,2%	106,2	1,2%	114,7	1,2%	114,0	1,2%
KOHLPHARMA	XARELTO,EYLEA,LUCENTIS	98,7	0,9%	95,9	1,1%	85,7	1,0%	95,0	1,0%	105,5	1,1%
RATIOPHARM	ROSUVASTATIN, ROSUVASTA, ATORVASTATIN	139,7	1,2%	110,6	1,2%	91,8	1,0%	94,3	1,0%	105,2	1,1%
ASTELLAS	XTANDI, PROGRAF, BETMIGA	80,2	0,7%	85,4	1,0%	89,0	1,0%	99,2	1,0%	104,1	1,1%
LILLY	TRULICITY, TALTZ, OLUMIANT	108,3	1,0%	109,2	1,2%	84,2	0,9%	91,1	1,0%	99,7	1,0%

Meldewege erheblich untererfasst sein. Die starken Rückgänge bei den Generikaherstellern 1A-Pharma, Hexal oder Ratiopharm deutet zum einen den Preisverfall an, da die verabreichten Mengen insgesamt (z.B. Tab. 5) im Marktsegment der Generika gestiegen sind. Es kann aber auch die gestiegene Wettbewerberzahl und die Lieferschwierigkeiten andeuten, die in diesem Marktsegment schon erheblich sind.

Ein sehr wichtiges Marktsegment sind die Biologika, in denen in den letzten Jahren sehr viele neue und innovative pharmazeutische Produkte entwickelt und auf den Markt gebracht wurden. Es ist kein Zufall, dass sich die Namen der pharmazeutischen Hersteller der Tabelle 33 und 34 sehr ähneln. Allerdings zeigt die Tabelle 34 nur den Ausschnitt der biotechnologisch hergestellten Arzneimittel, ohne die Fertigarzneimittel und Rezepturen in der PKV.

Auch in diesem Marktausschnitt herrscht eine große Dynamik, die anhand des umsatzstärksten Unternehmens (Glaxo Smith Kline, GSK) zu erkennen ist. Mit den Umsatzsteigerungen wuchs der Anteil am PKV-Umsatz von 4,8% (2019) auf 11,7% heran. Damit profitierten die Privatversicherten enorm von den bezogenen Biologika-Produkten. Ähnlich starke Zuwächse zeigte Takeda (+36,2), Jansen-Cilag (+22,5 Mio. €) oder Amgen (+15,2 Mio. €). Letztere stützt sich v.a. auf die gestiegenen Umsätze von Repatha, ein Medikament zur Behandlung von Hypercholesterinämie oder Dyslipidämie.

Zu den biotechnologisch hergestellten Produkten gehören aber auch Biosimilars, die sich bei den in Tabelle 34 aufgeführten Herstellern bemerkbar machen. Biosimilars können zu weiteren Kosteneinsparungen führen, wenn es bereits bei den Erstverordnung zu einem Biosimilar kommt oder ein „Switch", d.h. eine Umstellung von einem Originalprodukt zu einem Biosimilar, gelingt. Die Tabelle 35 zeigt die Liste der Hersteller, die mit Biosimilars die Versorgung für die Privatversicherten sichern.

An der Spitze der Biosimilarhersteller steht nicht mehr Hexal, sondern Biogen. Letzterer steigerte den Jahresumsatz von 19,7 Mio. € im Jahr 2019 auf 32,3 Mio. € im Jahr 2023. Bei Hexal wuchs der Umsatz nicht ganz so rasant und erreichte im Jahr 2023 ein Umsatzvolumen von 27,2 Mio. Details zeigt die Tabelle 35.

Wenig überraschend sind in Tabelle 35 ebenfalls Hersteller zu finden, die für innovative und patentgeschützte Arzneimittel bekannt sind. Die derzeitigen Preisunterschiede zwischen patentgeschützten Biologika und Biosimilars bieten ausreichende Anreize, um neben den patentgeschützten Biologika auch Biosimilars anzubieten. Insbesondere auf kleineren Märkten kann das zu Preisverzerrungen führen.

Der wichtigste Hersteller von Generikaprodukten bleibt mit Abstand 1A-Pharma. Der Umsatz war im Jahr 2019 bereits doppelt so hoch wie bei Hexal und vergrößerte sich im Laufe der folgenden 5 Jahre noch einmal (s. Tab 36). Eine Ursache für diesen Abstand ist aber auch der Umsatzrückgang bei Hexal (–50 Mio. €). Nicht ganz so stark gingen die Umsätze bei Ratiopharm zurück (–20,1 Mio. €). Damit bleibt die Marktverantwortung von 1A-Pharma hoch, weil alle anderen Hersteller mit Abstand einen geringeren Beitrag zur Generikaversorgung tragen (s. Tab. 37).

Tab. 34 Wichtigste pharmazeutische Hersteller von Biologika für die PKV
Legende: Datenbankstand vom 03.02.2025, Kopfschäden vom 19.07.2024
Quelle: WIP

Firmenname	Wichtigste Medikamente	2019		2020		2021		2022		2023	
		in Mio. €	Anteil	in Mio. €	Anteil	in Mio. €	Anteil	in Mio. €	Anteil	in Mio. €	Anteil
GLAXOSMITHKLINE	SHINGRIX, BEXSERO, NUCALA	71,0	4,8%	103,2	6,8%	112,1	7,8%	190,7	11,5%	210,9	11,7%
SANOFI	DUPIXENT, CLEXANE, GARDASIL 9	186,2	12,5%	170,6	11,3%	160,4	11,2%	165,2	10,0%	169,0	9,4%
NOVARTIS	LUCENTIS, COSENTYX, XOLAIR	143,3	9,6%	138,9	9,2%	143,7	10,0%	176,8	10,7%	167,3	9,3%
JANSSEN-CILAG	DARZALEX, STELARA, TREMFYA	108,3	7,3%	101,0	6,7%	114,0	7,9%	106,2	6,4%	130,8	7,3%
MSD	GARDASIL 9, KEYTRUDA, SIMPONI	114,3	7,7%	98,2	6,5%	83,2	5,8%	87,9	5,3%	95,6	5,3%
ROCHE	ROACTEMRA, VABYSMO, OCREVUS	92,6	6,2%	62,4	4,1%	63,5	4,4%	77,9	4,7%	95,5	5,3%
AMGEN	REPATHA, XGEVA, PROLIA	75,2	5,1%	81,8	5,4%	83,9	5,9%	88,9	5,4%	90,3	5,0%
NOVO NORDISK PHARMA	OZEMPIC, NOVORAPID, VICTOZA	-	-	53,5	3,5%	52,7	3,7%	51,7	3,1%	72,3	4,0%
BAYER VITAL	EYLEA, BETAFERON, JIVI	67,6	4,5%	68,0	4,5%	67,7	4,7%	70,5	4,3%	70,0	3,9%
PFIZER	FSME IMMUN, ENBREL, GENOTROPIN	64,1	4,3%	50,2	3,3%	51,2	3,6%	43,3	2,6%	66,0	3,7%
LILLY	TRULICITY, TALTZ, HUMALOG	68,2	4,6%	60,8	4,0%	49,0	3,4%	55,7	3,4%	63,0	3,5%
ASTRAZENECA	FASENRA, IMFINZI, TEZSPIRE	13,0	0,9%	12,4	0,8%	15,3	1,1%	43,5	2,6%	50,0	2,8%
TAKEDA	ENTYVIO, REPLAGAL, HYQVIA	13,1	0,9%	43,4	2,9%	46,1	3,2%	48,2	2,9%	49,2	2,7%
ABBVIE	HUMIRA, SKYRIZI, SYNAGIS	72,2	4,9%	84,1	5,6%	47,3	3,3%	40,4	2,4%	42,3	2,3%
KOHLPHARMA	EYLEA, LUCENTIS, HUMIRA	24,2	1,6%	22,9	1,5%	19,9	1,4%	23,9	1,4%	27,5	1,5%
BIOGEN	TYSABRI, AVONEX, PLEGRIDY	31,2	2,1%	33,9	2,2%	24,7	1,7%	24,4	1,5%	22,5	1,3%
MERCK HEALTHCARE	REBIF, SAIZEN, PERGOVERIS	-	-	-	-	-	-	22,6	1,4%	21,6	1,2%
ALEXION	ULTOMIRIS, SOLIRIS, STRENSIQ	22,2	1,5%	24,3	1,6%	19,7	1,4%	23,3	1,4%	20,3	1,1%
ORIFARM	XOLAIR, EYLEA, LUCENTIS	13,1	0,9%	12,7	0,8%	13,0	0,9%	14,9	0,9%	18,1	1,0%
EURIM PHARM	STELARA, HUMIRA, XOLAIR	15,5	1,0%	12,7	0,8%	12,0	0,9%	15,0	1,0%	17,5	1,0%

Die Hersteller produzieren u.a. für das nicht rezeptpflichtige Marktsegment, zu dem eine Vielzahl von Artikel gehören. Der größte Hersteller ist Schwabe, der viele Arzneimittel in diesem auch als „Over-The-Counter" (OTC) bezeichneten Markt vertreibt. Aber auch Hersteller wie Fresenius oder Bionorica erzielten mit Privatversicherten Umsätze in Höhe von 20,2 Mio. € bzw. 17,6 Mio. € im Jahr 2023. Bei den meisten Herstellern gab es in der Pandemie einen Rückgang aus Sicht der Umsätze. Mit dem Ende der Pandemie zeigte sich aber, dass sich der Bedarf nach OTC-Produkten erholte und die Umsätze wieder stiegen. Dennoch, die geringen Marktanteile verdeutlichen, wie atomisiert dieses Marktsegment ist.

Tab. 35 Wichtigste pharmazeutische Hersteller von Biosimilars für die PKV
Legende: Datenbankstand vom 03.02.2025, Kopfschäden vom 19.07.2024
Quelle: WIP

Firmenname	2019		2020		2021		2022		2023	
	in Mio. €	Anteil	in Mio. €	Anteil	in Mio. €	Anteil	in Mio. €	Anteil	in Mio. €	Anteil
BIOGEN	19,7	21,7%	18,5	18,8%	19,7	16,8%	22,9	16,0%	32,2	18,6%
HEXAL	21,6	23,9%	22,8	23,1%	25,4	21,6%	24,8	17,3%	27,2	15,7%
AMGEN	9,0	9,9%	9,0	9,1%	11,3	9,6%	12,5	8,7%	12,6	7,2%
CELLTRION HEALTHCARE	-	-	2,4	2,5%	6,0	5,1%	9,7	6,8%	11,2	6,4%
VIATRIS HEALTHCARE	-	-	-	-	-	-	9,2	6,4%	10,0	5,8%
PFIZER	3,7	4,1%	3,6	3,6%	9,2	7,8%	8,9	6,2%	8,2	4,7%
ORIFARM	1,4	1,6%	2,2	2,2%	3,0	2,5%	4,4	3,1%	5,8	3,3%
STADAPHARM	2,1	2,4%	2,4	2,4%	3,1	2,6%	4,0	2,8%	5,5	3,2%
KOHLPHARMA	2,4	2,6%	3,1	3,1%	2,6	2,2%	3,5	2,4%	4,6	2,6%
ABACUS	1,3	1,4%	2,4	2,4%	2,9	2,5%	3,5	2,4%	4,4	2,5%
EURIM PHARM	1,2	1,4%	1,5	1,5%	2,5	2,2%	2,8	2,0%	3,3	1,9%
ROVI	1,5	1,7%	1,9	2,0%	1,9	1,6%	2,6	1,9%	3,1	1,8%
ACCORD	3,8	4,2%	4,9	4,9%	2,3	1,9%	2,3	1,6%	2,5	1,4%
AXICORP PHARMA	1,4	1,5%	1,7	1,7%	1,9	1,6%	1,5	1,1%	2,2	1,2%
ACA MÜLLER	0,1	0,1%	0,1	0,1%	0,3	0,2%	0,7	0,5%	1,7	1,0%
HAEMATO	0,4	0,4%	0,6	0,6%	1,0	0,8%	1,0	0,7%	1,7	1,0%
FRESENIUS	0,1	0,1%	0,5	0,5%	1,3	1,1%	1,3	0,9%	1,6	0,9%
MUNDIPHARMA	8,0	8,9%	4,4	4,5%	2,7	2,3%	2,9	2,0%	1,6	0,9%
LILLY	1,2	1,4%	1,3	1,3%	1,4	1,2%	1,5	1,0%	1,6	0,9%
CC PHARMA	-	-	-	-	0,1	0,1%	0,0	64,6%	1,5	0,9%

Tab. 36 Wichtigste pharmazeutische Hersteller von Generika für die PKV
Legende: Datenbankstand vom 03.02.2025, Kopfschäden vom 19.07.2024
Quelle: WIP

Firmenname	2019		2020		2021		2022		2023	
	in Mio. €	Anteil	in Mio. €	Anteil	in Mio. €	Anteil	in Mio. €	Anteil	in Mio. €	Anteil
1A-PHARMA	311,9	26,7%	311,4	28,5%	313,6	30,4%	341,2	30,3%	327,2	27,6%
HEXAL	151,2	13,0%	127,8	11,7%	103,4	10,0%	103,4	9,2%	101,3	8,5%
RATIOPHARM	115,6	9,9%	99,9	9,1%	81,5	7,9%	85,2	7,6%	95,5	8,1%
ALIUD	59,8	5,1%	59,6	5,4%	60,0	5,8%	66,1	5,9%	73,4	6,2%
ZENTIVA	28,9	2,5%	31,0	2,8%	29,4	2,9%	35,4	3,1%	44,4	3,7%
ABZ-PHARMA	49,3	4,2%	43,6	4,0%	39,8	3,9%	41,1	3,7%	40,8	3,4%
SANOFI	41,7	3,6%	39,3	3,6%	36,5	3,5%	35,8	3,2%	37,1	3,1%
STADAPHARM	51,4	4,4%	44,1	4,0%	39,6	3,8%	37,2	3,3%	34,3	2,9%
HEUMANN PHARMA	31,5	2,7%	22,1	2,0%	19,4	1,9%	21,7	1,9%	25,0	2,1%
TAD PHARMA	25,8	2,2%	22,1	2,0%	21,1	2,0%	21,8	1,9%	24,2	2,0%
BETAPHARM	14,9	1,3%	17,0	1,6%	18,6	1,8%	20,6	1,8%	22,3	1,9%
ARISTO PHARMA	8,8	0,8%	11,1	1,0%	13,0	1,3%	19,8	1,8%	21,2	1,8%
BASICS	19,9	1,7%	18,3	1,7%	14,2	1,4%	16,6	1,5%	19,7	1,7%
PUREN	9,3	0,8%	6,2	0,6%	13,1	1,3%	15,0	1,3%	17,4	1,5%
NEURAX-PHARM	16,1	1,4%	15,4	1,4%	16,0	1,6%	17,1	1,5%	16,6	1,4%
GALENPHARMA	7,0	0,6%	7,4	0,7%	7,6	0,7%	9,0	0,8%	14,9	1,3%
WINTHROP	20,8	1,8%	17,1	1,6%	14,3	1,4%	14,2	1,3%	13,8	1,2%
VIATRIS HEALTHCARE	-	-	-	-	-	-	10,2	0,9%	12,7	1,1%
MICRO LABS	2,0	0,2%	2,9	0,3%	3,9	0,4%	6,1	0,5%	10,9	0,9%
MYLAN HEALTHCARE	-	-	9,9	0,9%	9,3	0,9%	9,9	0,9%	8,9	0,8%

Tab. 37 Wichtigste pharmazeutische Hersteller von nicht rezeptpflichtigen Produkten für die PKV
Legende: Datenbankstand vom 03.02.2025, Kopfschäden vom 19.07.2024
Quelle: WIP

Firmenname	Wichtigste Wirkstoffe & Produkte	2019		2020		2021		2022		2023	
		in Mio. €	Anteil	in Mio. €	Anteil	in Mio. €	Anteil	in Mio. €	Anteil	in Mio. €	Anteil
SCHWABE	TEBONIN, PROSTAGUTT, LASEA	40,2	3,9%	26,6	2,9%	26,2	3,2%	23,8	2,9%	25,0	2,9%
FRESENIUS	FRESUBIN, BICANORM, FREKA	22,1	2,2%	19,0	2,1%	18,2	2,3%	15,8	1,9%	20,2	2,3%
BIONORICA	SINUPRET, BRONCHIPRET, CANEPHRON	26,0	2,5%	16,0	1,7%	8,8	1,1%	12,2	1,5%	17,6	2,0%
VIATRIS HEALTHCARE	KREON, OMACOR, DONA	-	-	-	-	-	-	8,9	1,1%	14,1	1,6%
ABBOTT	FREESTYLE, MEDISENSE	-	-	2,0	0,2%	9,1	1,1%	9,8	1,2%	13,6	1,6%
KLOSTERFRAU	SOLEDUM, LIMPTAR, NASIC	24,1	2,3%	14,6	1,6%	7,7	1,0%	10,5	1,3%	12,3	1,4%
HEXAL	ACC, GINGIUM, ASS	19,3	1,9%	14,9	1,6%	9,9	1,2%	11,4	1,4%	12,2	1,4%
GLAXOSMITHKLINE OTC	VOLTAREN, CHLORHEXAMED, FENISTIL	12,8	1,2%	12,0	1,3%	10,7	1,3%	11,0	1,3%	11,8	1,4%
BAYER SELBSTMEDIKATION	BEPANTHEN, IBEROGAST, LEFAX	16,8	1,6%	12,1	1,3%	10,1	1,3%	13,2	1,6%	11,7	1,4%
ALMIRALL HERMAL	CICLOPOLI, OPTIDERM, SELERGO	12,1	1,2%	11,1	1,2%	10,7	1,3%	10,6	1,3%	10,7	1,2%
MÖLNLYCKE	MEPILEX, MEPITEL, EXUFIBER	4,6	0,4%	5,5	0,6%	9,6	1,2%	10,8	1,3%	10,2	1,2%
MYLAN HEALTHCARE	KREON, OMACOR, CALCIUM	7,3	0,7%	9,5	1,0%	9,8	1,2%	10,1	1,2%	10,1	1,2%
TROMMSDORFF	KELTICAN, TROMCARDIN, ZODIN	6,6	0,6%	10,7	1,2%	9,1	1,1%	9,2	1,1%	9,7	1,1%
URSAPHARM	HYLO, VOTEARS, BROMELAIN	17,5	1,7%	10,5	1,1%	12,2	1,5%	9,2	1,1%	9,7	1,1%
BAYER VITAL	CONTOUR, ASPIRIN, YOMESAN	15,5	1,5%	24,2	2,6%	12,0	1,5%	10,9	1,3%	9,7	1,1%
RATIOPHARM	ASS, GINKOBIL, VITAMIN	14,5	1,4%	10,5	1,1%	8,1	1,0%	8,9	1,1%	9,2	1,1%
MEDICE PÜTTER	PERENTEROL, MEDYN, NEPHROTRANS	-	-	-	-	-	-	7,6	0,9%	9,0	1,0%
ROCHE DIABETES	ACCU	17	1,6%	14	1,6%	12	1,5%	10,4	1,3%	9,0	1,0%
NORGINE	MOVICOL, PLENVU, MOVIPREP	16,1	1,6%	9,3	1,0%	8,4	1,0%	8,5	1,0%	8,9	1,0%
ROCHE DIAGNOSTICS	ACCU, COAGUCHEK, COMBUR	35	3,4%	29,8	3,3%	23,4	2,9%	11,7	1,4%	8,7	1,0%

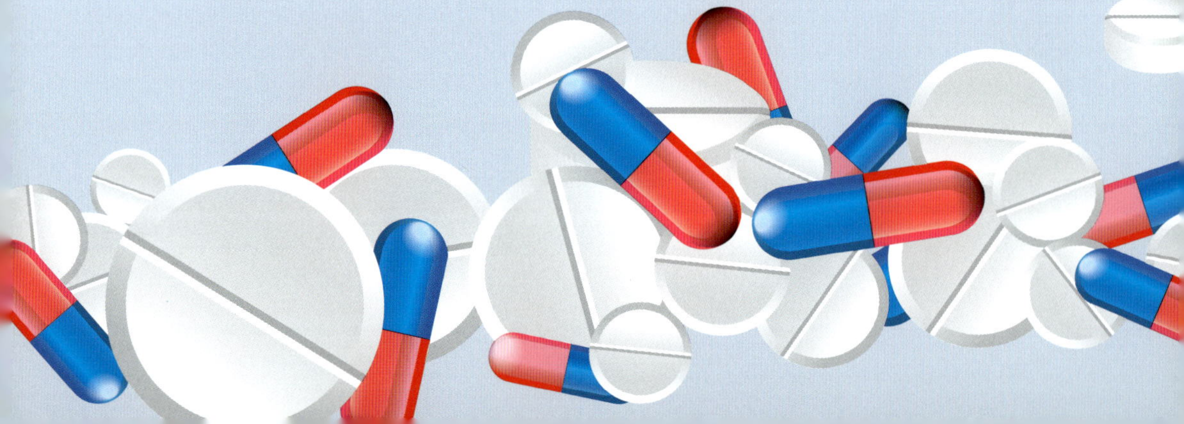

14

Mehrumsatz der PKV

Bei der Betrachtung des Mehrumsatzes der Privatversicherten werden die kompletten Kopfschäden, also inklusive der Beihilfeleistungen bei beihilfeberechtigten Privatversicherten und die Selbstbehalte (bei eingereichten Rechnungen) herangezogen [75]. Auf Grundlage dieser Datenbasis ergeben sich Ausgaben der PKV-Versicherten für Arznei- und Verbandmittel. Diese wuchsen von 2022 auf 2023 um 6,0% auf 7,88 Mrd. €. Dies entspricht 17,5% der gesamten Leistungsausgaben für PKV-Versicherte in den betrachteten Versorgungsbereichen. Entsprechend ist die Versorgung mit Arznei- und Verbandmitteln der drittgrößte Leistungsposten in der PKV.

In der GKV haben die Leistungsausgaben um 3,1% im Vergleich zum Vorjahr zugenommen und lagen 2023 bei 52,45 Mrd. Euro [75]. Dies macht einen Anteil von 21,6% an den gesamten Leistungsausgaben für GKV-Versicherte in den betrachteten Bereichen aus. Demnach stellen Arznei- und Verbandmittel ausgabenmäßig den zweitgrößten Posten in der GKV dar.

Die Arzneimittelausgaben weisen seit vielen Jahren sowohl in der PKV als auch in der GKV überproportionale Zuwächse auf. Der steigende Bedarf einer alternden Gesellschaft trifft auf eine zunehmende Zahl medikamentöser Therapieoptionen, wobei innovative Medikamente in der Regel teurer sind als ältere Arzneimittel. Für die Versicherten bedeutet diese Entwicklung höhere Kosten, aber auch mehr Möglichkeiten zur Heilung oder Verbesserung der Lebensqualität. Aufgrund der Regulierung in der GKV erhalten dabei Versicherte in der PKV einen etwas schnelleren Zugang zu neuen Medikamenten [27]. Im internationalen Vergleich hat Deutschland in Europa eine herausragende Stellung. Die meisten neuen Präparate sind hierzulande in kürzester Zeit für die Versorgung verfügbar, was eine hohe Versorgungsqualität für alle in Deutschland lebenden Menschen bedeutet [27, 76, 77].

Würden PKV-Versicherte nach den gleichen Vorgaben und Regularien versorgt und abgerechnet wie GKV-Versicherte, ergäben sich im Jahr 2023 anstelle der tatsächlichen Ausgaben in Höhe von 7,88 Mrd. € hypothetische GKV-Ausgaben durch die PKV-Versicherten in Höhe von 6,81 Mrd. €. Entsprechend liegt ein Mehrumsatz durch PKV-Versicherte von 1,07 Mrd. € in der Versorgung mit Arznei- und Verbandmitteln vor. Dieser Versorgungsbereich ist damit der mit dem vierthöchsten Mehrumsatz. 13,6% der Ausgaben von PKV-Versicherten in diesem Bereich sind als Mehrumsatz zu sehen. Gegenüber 2022 ist der Mehrumsatz um 27,6% bzw. 0,23 Mrd. € angestiegen.

Die Abbildung 25 zeigt, wie der Mehrumsatz alters- und geschlechtsspezifisch pro Kopf verteilt ist. Ein deutlicher Mehrumsatz ist insbesondere in den ersten Lebensjahren sowie mit steigender Tendenz ab einem Alter von 65 Jahren vorhanden. Männliche PKV-Versicherte weisen in den mittleren Lebensjahren hingegen sogar negative Mehrumsätze auf. Dies ist bei den weiblichen PKV-Versicherten deutlich seltener der Fall. Ein Erklärungsansatz dafür könnte sein, dass PKV-Versicherte in diesen Altersbereichen ihre Rechnungen für Arznei- und Verbandmittel nicht zur Erstattung einreichen, da ihre zu erwartende Beitragsrückerstattung über den insgesamt aufgetretenen Krankheitskosten liegt und damit für sie günstiger ist.

Der Mehrumsatz in der Versorgung mit Arznei- und Verbandmitteln hat seine Hauptursache in den vielfältigen Steuerungs- und Regulierungsinstrumenten

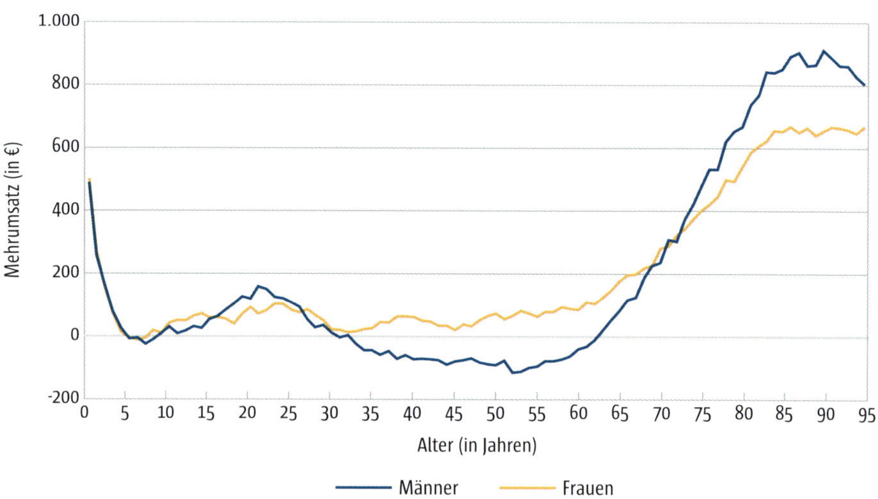

Abb. 25 Arznei- und verbandsmittelbezogener Mehrumsatz je PKV-Versicherten im Jahr 2023
Legende: Datenbankstand vom 03.02.2025, Kopfschäden vom 19.07.2024
Quelle: Bahnsen & Wild 2023 [75]

der GKV [35]. Zur Anwendung kommen sowohl Instrumente, die einen Preiseffekt verursachen, als auch Instrumente, die einen direkten Struktur- und Mengeneffekt auslösen. Zum Struktureffekt tragen in der PKV vor allem der höhere Anteil von neuen (teureren) Medikamenten und der größere Anteil von patentgeschützten Medikamenten (im Vergleich zu Generika) bei. Darüber hinaus liegt ein Preiseffekt nahe, der durch eine Vielzahl von GKV-Rabattverträgen für einen Großteil der (patentfreien) Medikamente zustande kommt. Der Erstattungspreis in der GKV liegt bei einer Vielzahl von Medikamenten letztendlich deutlich unter dem Preis, den ein PKV-Versicherter bezahlt. Nach dem Arzneimittelmarktneuordnungsgesetz (AMNOG) gilt der zwischen dem Gemeinsamen Bundesausschuss und den pharmazeutischen Herstellern ausgehandelte Erstattungspreis zwar auch für die PKV. Kassenspezifische Rabattverträge ermöglichen gesetzlichen Krankenkassen jedoch auch hier, einen Erstattungspreis zu verhandeln, der unter dem „AMNOG-Preis" liegt. Neuerdings kommen die „vertraulichen Erstattungspreise" hinzu, die der Hersteller Lilly erstmalig für Mounjaro beantragt hat [78]. Der Effekt wird sein, dass man die Preise je Wirkstoffmengenkombinationen dann noch weniger einsehen kann.

Das Einsparvolumen der GKV in Folge von vertraglich vereinbarten Rabatten nach § 130a Abs. 8 bzw. § 130c SGB V zwischen den gesetzlichen Krankenkassen und den pharmazeutischen Herstellern ist in den letzten Jahren stetig gewachsen. Im Jahr 2023 lag das realisierte Einsparvolumen in der GKV bei 5,79 Mrd. € und damit auf höherem Niveau als im Jahr 2022 [28]. PKV-Unternehmen partizipieren zwar auch am Preismoratorium nach § 130b SGB V und können ebenfalls Rabattverträge mit einzelnen Pharmaunternehmen abschließen, diese spielen aber eher eine untergeordnete Rolle in der Strategie jeder einzelnen PKV.

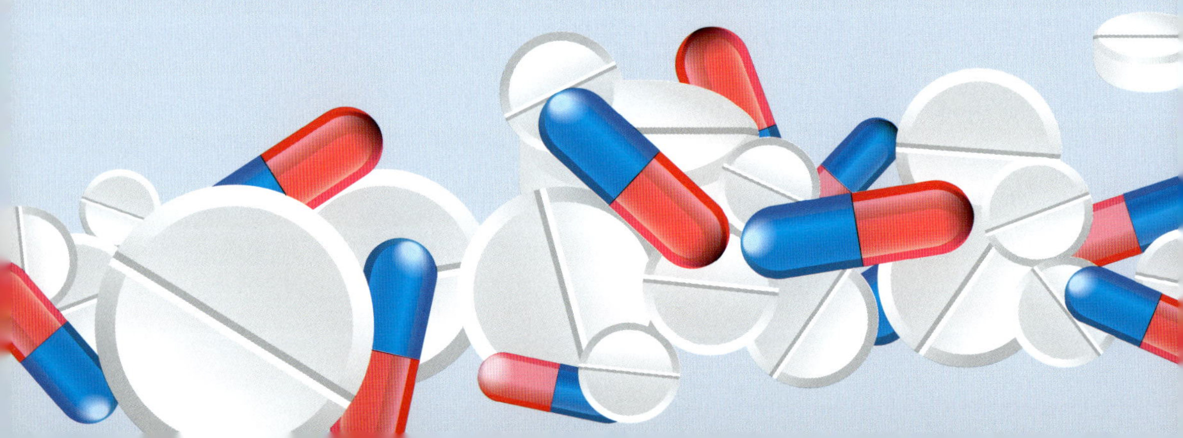

Anhang

Tab. A.1 Die 299 umsatzstärksten Arzneimittel und Apothekenprodukte in der PKV (Umsatz 2023 und Veränderung zum Vorjahr)
Legende: Datenbankstand vom 31.01.2023
Quelle: WIP

Handelsname	Mio. in €	Veränderung zum Vorjahr in %
ELIQUIS	151,0	11,7
XARELTO	119,2	0,5
ERLEADA	84,6	34,8
SHINGRIX	84,5	12,4
XTANDI	83,3	5,6
EYLEA	73,1	−0,6
VYNDAQEL	69,8	15,2
JARDIANCE	69,7	50,0
LUCENTIS	67,0	−7,2
STELARA	62,5	10,8
ENTRESTO	58,5	17,6
DUPIXENT	54,7	25,0
FORXIGA	51,7	58,6
JAKAVI	51,6	7,0

Handelsname	Mio. in €	Veränderung zum Vorjahr in %
IMBRUVICA	50,8	−9,4
DARZALEX	49,5	29,4
LIXIANA	39,6	10,1
COSENTYX	37,4	3,8
REPATHA	35,6	4,4
HUMIRA	33,7	−2,7
KAFTRIO	33,3	−4,6
ROACTEMRA	31,7	7,3
VENCLYXTO	31,0	0,5
EFLUELDA	30,8	25,9
RINVOQ	29,5	27,7
OCTAGAM	29,0	6,3
LYNPARZA	28,7	12,0
ZYTIGA	27,7	−63,1
TAGRISSO	27,6	1,6
PRIVIGEN	26,6	29,5
TREMFYA	26,5	23,6
OFEV	25,6	15,8
IBRANCE	25,3	−15,0
PANTOPRAZOL	24,8	4,4
KALYDECO	23,8	4,3
OZEMPIC	23,7	34,8
ATORVASTATIN	22,9	11,9
GAMUNEX	22,9	2,8
TRULICITY	22,4	4,4
ENTYVIO	22,3	7,6
TALTZ	21,7	19,9
BIKTARVY	20,8	0,1
FOSTER	20,4	14,9
NOVAMINSULFON	20,3	10,1
TRENANTONE	20,3	8,0
L THYROXIN	19,7	1,8
IMNOVID	19,6	3,2
OCREVUS	19,4	12,3

Handelsname	Mio. in €	Veränderung zum Vorjahr in %
CALQUENCE	19,3	32,8
XGEVA	19,1	3,2
PROLIA	18,4	12,8
GARDASIL	18,3	10,4
XOLAIR	17,8	4,1
OLUMIANT	17,7	−5,5
SKYRIZI	17,1	36,6
PRADAXA	16,9	−10,8
KISQALI	16,4	58,8
FSME IMMUN	16,1	32,2
TECFIDERA	15,3	−18,3
DEKRISTOL	15,3	−0,3
GILENYA	15,1	−9,5
REMSIMA	14,9	24,7
EPLERENON	14,8	11,4
SOMATULINE	14,8	2,8
BISOPROLOL	14,6	9,3
BENEPALI	14,5	3,9
VERZENIOS	13,9	67,2
FREESTYLE	13,9	37,2
ATOZET	13,6	−10,6
ILO F	13,5	−4,1
NEUPRO	13,5	−0,6
COPAXONE	13,4	−16,7
ENBREL	13,4	−4,3
AMLODIPIN	13,4	11,9
ROSUVASTATIN	13,3	28,1
SYMBICORT	13,3	−2,4
DOVATO	13,2	11,5
TASIGNA	13,2	−8,6
BELOC ZOK	13,1	−5,7
ACCU CHEK	13,1	−11,1
AMGEVITA	13,0	7,7
REVLIMID	13,0	−80,8

Handelsname	Mio. in €	Veränderung zum Vorjahr in %
BEXSERO	12,9	17,6
RAMIPRIL	12,8	6,6
NOVORAPID	12,6	1,2
ULTOMIRIS	12,5	−0,8
VOLTAREN	12,4	−1,6
VABYSMO	12,3	10.083,9
TEBONIN	12,1	−3,1
ILARIS	11,9	−7,9
TYSABRI	11,8	0,2
KEYTRUDA	11,7	34,7
KESIMPTA	11,4	108,2
HIZENTRA	11,3	48,4
ORENCIA	11,3	17,0
REVOLADE	11,2	8,9
HULIO	11,2	9,8
TAFINLAR	11,2	0,4
EZETIMIB	10,8	34,1
NUBEQA	10,8	140,9
JANUVIA	10,6	−16,9
CABOMETYX	10,5	4,4
KIOVIG	10,5	5,9
LANTUS	10,5	−9,5
NEXIUM	10,5	−9,1
NUCALA	10,5	27,1
HYRIMOZ	10,5	13,6
JANUMET	10,3	−11,4
SPIRIVA	10,3	−11,1
IMRALDI	10,2	−0,5
BRUKINSA	10,2	303,1
CIMZIA	10,0	2,6
CONTOUR	10,0	−9,2
SIMPONI	9,9	1,5
AIMOVIG	9,9	5,2
VOXZOGO	9,7	6,7

Handelsname	Mio. in €	Veränderung zum Vorjahr in %
AUBAGIO	9,7	-14,5
REBIF	9,6	-13,3
PREGABALIN	9,6	3,5
METFORMIN	9,5	8,3
PREVENAR	9,4	-23,6
ARANESP	9,4	-4,5
SMOFKABIVEN	9,4	-5,6
ATACAND	9,4	-27,3
HUMALOG	9,3	-2,3
AVONEX	9,2	-9,1
INTRATECT	9,1	-16,4
MEKINIST	8,9	0,2
TOUJEO	8,7	1,7
ITULAZAX	8,6	9,0
IBUFLAM	8,5	11,6
SQ T	8,5	15,9
VICTOZA	8,4	-11,3
ALECENSA	8,4	-6,2
TRIMBOW	8,4	32,4
FERINJECT	8,4	7,7
MYOZYME	8,4	-16,7
PROGRAF	8,3	-5,4
SANDOSTATIN LAR	8,2	6,9
SORTIS	8,1	-18,1
FASENRA	8,0	-3,8
PALEXIA	8,0	-11,5
NORDITROPIN	7,9	-25,7
SALOFALK	7,9	-4,7
OZURDEX	7,9	1,8
PURETHAL	7,8	11,1
BRAFTOVI	7,8	2,4
TAMSULOSIN	7,8	11,9
TADALAFIL	7,7	12,0
REPLAGAL	7,7	-8,8

Handelsname	Mio. in €	Veränderung zum Vorjahr in %
NUSTENDI	7,7	90,6
ILUMETRI	7,5	21,7
RELVAR	7,4	17,5
BOOSTRIX	7,4	5,8
AMOXICILLIN	7,4	116,8
IBU	7,4	11,9
TORASEMID	7,3	−5,4
MEPILEX	7,3	12,0
DUODOPA	7,3	−7,2
MOVICOL	7,3	4,8
HEMLIBRA	7,1	35,2
KREON	7,1	2,9
TESTOGEL	7,1	13,3
CUTIMED	7,1	19,6
REMICADE	7,0	−11,4
NPLATE	7,0	2,9
VIANI	7,0	−0,9
MONOPROST	6,9	6,5
CANDECOR	6,9	32,1
SPIOLTO	6,8	−0,8
VELMETIA	6,8	−18,2
BESREMI	6,8	45,0
XIGDUO	6,7	16,5
METEX PEN	6,7	2,2
PLEGRIDY	6,7	−11,4
PROLASTIN	6,6	−14,1
ZEJULA	6,6	1,4
LEQVIO	6,6	72,2
TILIDIN AL	6,6	20,6
SINUPRET	6,5	39,3
EUTHYROX	6,4	−1,0
CERTICAN	6,4	−1,9
PHESGO	6,4	35,6
VIMPAT	6,4	−26,2

Handelsname	Mio. in €	Veränderung zum Vorjahr in %
PRALUENT	6,4	51,8
INEGY	6,4	–22,6
FRESUBIN	6,4	24,1
LERCANIDIPIN	6,4	10,6
ALK	6,3	2,0
METOHEXAL	6,3	2,2
EXFORGE	6,3	–13,0
SPRYCEL	6,3	–33,1
DUODART	6,3	–4,5
CRESTOR	6,2	13,5
LM H	6,2	3,9
RANEXA	6,1	–0,3
HYQVIA	6,0	25,4
NEBIDO	6,0	3,7
ULTIBRO	6,0	–6,2
BD ULTRA FINE	6,0	6,9
HEXYON	6,0	1,0
BIATAIN	5,9	25,9
BUDENOFALK	5,9	9,6
MADOPAR	5,9	1,2
EVRYSDI	5,9	13,2
BOTOX	5,9	6,1
L THYROX HEXAL	5,8	2,6
GLIVEC	5,8	–35,2
EPOETIN	5,7	10,8
ONPATTRO	5,7	–13,0
ELOCTA	5,7	20,3
FENTANYL	5,7	1,8
DIOVAN	5,6	–9,5
THYRONAJOD	5,6	–0,9
ALLOPURINOL	5,6	18,4
SAIZEN	5,6	5,4
JYSELECA	5,6	19,2
HYDROMORPHON	5,6	18,9

Handelsname	Mio. in €	Veränderung zum Vorjahr in %
AMVUTTRA	5,5	3.496,0
GALAFOLD	5,4	32,8
OPSUMIT	5,4	4,6
ALLEVYN	5,4	18,7
GENVOYA	5,3	−13,6
OMNITROPE	5,3	18,9
OTEZLA	5,3	−5,8
XELEVIA	5,3	−24,9
LEVEMIR	5,2	−6,7
NASONEX	5,2	11,0
TRIUMEQ	5,2	−25,4
CRYSVITA	5,2	21,8
ODEFSEY	5,2	−8,5
AJOVY	5,2	19,8
MAVENCLAD	5,1	7,7
ZEPOSIA	5,1	15,0
BLOPRESS	5,1	−13,1
ROTARIX	5,1	−2,0
DEPIGOID	5,0	2,0
XELJANZ	5,0	−23,3
EXFORGE HCT	5,0	−19,1
EZETROL	5,0	−25,5
CLOPIDOGREL	5,0	3,2
HYALART	5,0	−3,9
ERELZI	5,0	13,2
NEULASTA	5,0	−32,4
BEOVU	4,9	−13,5
DRACOFOAM	4,9	30,1
LEVODOPA	4,9	9,4
DULOXETIN	4,9	9,5
ENCEPUR	4,9	16,6
FIASP	4,9	7,7
PREDNISOLON	4,8	35,3
INLYTA	4,8	−28,2

Handelsname	Mio. in €	Veränderung zum Vorjahr in %
MONO EMBOLEX	4,8	−3,6
OLIMEL	4,8	−15,2
CLUSTOID	4,8	−2,1
GENOTROPIN	4,8	8,8
PERGOVERIS	4,7	5,7
RYDAPT	4,7	−13,3
NOVALGIN	4,6	−9,9
ADEMPAS	4,6	2,1
ADENURIC	4,6	−19,1
FLIXABI	4,6	20,2
ARCOXIA	4,5	−15,9
TWINRIX	4,5	48,5
ZOPICLON	4,5	−3,2
VOTUM	4,5	−12,2
LONSURF	4,5	10,5
INSPRA	4,4	−19,7
SOLIRIS	4,4	−42,6
APIDRA	4,4	−7,5
FAMENITA	4,4	47,0
NEXVIADYME	4,4	678,7
BRILIQUE	4,4	−7,2
SQ HDM	4,4	11,2
SIMVASTATIN	4,4	−7,8
HERCEPTIN	4,3	−9,6
MEDIKINET	4,3	14,5
ELVANSE	4,3	29,5
LYRICA	4,3	−19,3
NILEMDO	4,3	54,8
POLLINEX	4,3	−7,5
GANFORT	4,2	−2,5
RABIPUR	4,2	133,2
OPDIVO	4,2	5,5
CICLOPOLI	4,2	15,3
VALSARTAN	4,2	18,5

Handelsname	Mio. in €	Veränderung zum Vorjahr in %
METEX FS	4,2	−0,8
ESCITALOPRAM	4,2	10,3
NUTRIFLEX	4,1	−4,2
UTROGEST	4,1	3,8
TILIDIN	4,1	−5,0
TEZSPIRE	4,1	4.795,7
TIVICAY	4,1	−13,5
ESBRIET	4,1	−29,9
BIMZELX	4,1	152,9
AMELUZ	4,1	15,6
TELMISARTAN	4,1	−0,6
PAMORELIN LA	4,1	3,8
QUETIAPIN	4,1	5,1

Literatur

[1] Sachverständigenrat zur Begutachtung. Preise innovativer Arzneimittel in einem lernenden Gesundheitssystem; 2025

[2] Pharma Fakten e.V. Arzneimittel: Der Preis der Preisregulierung – Pharma Fakten. Im Internet: https://pharma-fakten.de/news/arzneimittel-der-preis-der-preisregulierung/; Stand: 23.05.2025

[3] Monitor Versorgungsforschung. LM+ schließt Rabattvertrag mit Teva – Monitor Versorgungsforschung. Im Internet: https://www.monitor-versorgungsforschung.de/news/lm-schliesst-rabattvertrag-mit-teva/?cookie-state-change=1747995028780; Stand: 23.05.2025

[4] Der Versicherungsbote. Allianz tritt Innovationsnetzwerk für Versorgung bei – Krankenversicherung (29.04.2025). Im Internet: https://www.versicherungsbote.de/id/4939256/Allianz-schliesst-sich-Einkaufsgemeinschaft-Privater-Krankenversicherer-an/; Stand: 23.05.2025

[5] Verband der Privaten Krankenversicherungen. Der Selbstbehalt in der PKV. Im Internet: https://www.pkv.de/wissen/beitraege/beitragskalkulation/der-selbstbehalt-in-der-pkv/; Stand: 23.05.2025

[6] Verband der Privaten Krankenversicherungen. Beitragsrückerstattung in der PKV. Im Internet: https://www.pkv.de/wissen/beitraege/beitragskalkulation/beitragsrueckerstattung-in-der-pkv/; Stand: 23.05.2025

[7] Bundesgesetzblatt Teil I. Gesetz zur finanziellen Stabilisierung der gesetzlichen Krankenversicherung. (GKV-Finanzstabilisierungsgesetz) vom 07.11.2022

[8] Bundesgesetzblatt Teil I. Gesetz zur Bekämpfung von Lieferengpässen bei patentfreien Arzneimitteln und zur Verbesserung der Versorgung mit Kinderarzneimitteln. (Arzneimittel-Lieferengpassbekämpfungs- und Versorgungsverbesserungsgesetz, ALBVVG) vom 19.07.2023

[9] VERORDNUNG (EU) 2022/123 DES EUROPÄISCHEN PARLAMENTS UND DES RATES. zu einer verstärkten Rolle der Europäischen Arzneimittel-Agentur bei der Krisenvorsorge und -bewältigung in Bezug auf Arzneimittel und Medizinprodukte vom 25.01.2022

[10] European Medicines Agency. Public information on medicine shortages. Im Internet: https://www.ema.europa.eu/en/human-regulatory-overview/post-authorisation/medicine-shortages-availability-issues/public-information-medicine-shortages; Stand: 26.05.2025

[11] Ev Tebroke. Überwachung von kritischen Arzneimitteln: EU-Plattform startet voll durch. Im Internet: https://www.pharmazeutische-zeitung.de/eu-plattform-startet-voll-durch-152844/; Stand: 26.05.2025

[12] Beerheide R, Haserück A, Lau T. Digitalisierung: E-Rezept ab 2024 verpflichtend – Deutsches Ärzteblatt. Im Internet: https://www.aerzteblatt.de/archiv/digitalisierung-e-rezept-ab-2024-verpflichtend-63d4c9e2-8fe2-4b6c-94a1-92e172f78ec8; Stand: 26.05.2025

[13] Verband der Privaten Krankenversicherungen e.V. Leistungserbringer schaffen mit dem E-Rezept mehr Komfort für Privatversicherte. Im Internet: https://www.pkv.de/wissen/versorgung/digitale-medizin/informationen-fuer-aerzte/leistungserbringer-schaffen-mit-dem-e-rezept-mehr-komfort-fuer-privatversicherte/; Stand: 31.07.2025

[14] Verband der Privaten Krankenversicherungen e.V. Private Krankenversicherung legt Jahresbericht 2024 vor. Im Internet: https://www.pkv.de/verband/presse/meldungen/private-krankenversicherung-legt-jahresbericht-2024-vor/; Stand: 10.04.2025

[15] Verband der Privaten Krankenversicherungen e.V. PKV-Zahlenportal. Im Internet: https://www.pkv.de/wissen/pkv-zahlenportal/; Stand: 10.04.2025

[16] Gesundheitsberichterstattung des Bundes. Die umfangreichste Datensammlung über unser Gesundheitswesen. Im Internet: https://www.gbe-bund.de/gbe/; Stand: 10.04.2025

[17] Jacke CO, Schaarschmidt J, Begerow T. Das Auswahlverfahren von PKV-Daten bestimmt das Ergebnis: zum Unterschied zwischen Einreichungs- und Inanspruchnahmeverhalten. Gesundheitsökonomie & Qualitätsmanagement 2025. doi:10.1055/a-2641-8957

[18] Jacke CO, Schaarschmidt J, Begerow T. Das Auswahlverfahren von PKV-Daten bestimmt das Ergebnis: zum Unterschied zwischen Einreichungs- und Inanspruchnahmeverhalten. Gesundheitsökonomie & Qualitätsmanagement under review

[19] Ludwig W-D, Mühlbauer B, Seifert R. Arzneiverordnungs-Report 2023. Berlin, Heidelberg: Springer Berlin Heidelberg; 2023. doi:10.1007/978-3-662-68371-2

[20] Ludwig W-D, Mühlbauer B, Seifert R. Arzneiverordnungs-Report 2022. Berlin, Heidelberg: Springer Berlin Heidelberg; 2022. doi:10.1007/978-3-662-66303-5

[21] Ludwig W-D, Mühlbauer B, Seifert R, Hrsg. Arzneiverordnungs-Report 2021. Berlin: Springer Berlin; Springer; 2021

[22] Schwabe U, Ludwig W-D. Arzneiverordnungs-Report 2020. Berlin, Heidelberg: Springer Berlin Heidelberg; 2020. doi:10.1007/978-3-662-62168-4

[23] Schwabe U, Paffrath D, Ludwig W, Klauber J. Arzneiverordnungs-Report 2019. Aktuelle Daten, Kosten, Trends und Kommentare. Bd. 2019. Arzneiverordnungsreport. Berlin: Springer; 2019

[24] Schwabe U, Paffrath D, Ludwig W-D. Arzneiverordnungs-Report 2018. Aktuelle Daten, Kosten, Trends und Kommentare; 2018

[25] Statista. Zahl der gesetzlichen Krankenkassen in Deutschland bis 2024. Im Internet: https://de.statista.com/statistik/daten/studie/74834/umfrage/anzahl-gesetzliche-krankenkassen-seit-1970/; Stand: 15.04.2025

[26] Statistisches Bundesamt. Gesamtindex und 12 Abteilungen. Verbraucherpreisindizes (VPI). Im Internet: https://www.destatis.de/DE/Themen/Wirtschaft/Preise/Verbraucherpreisindex/Tabellen/Verbraucherpreise-12Kategorien.html#236128; Stand: 29.07.2025

[27] Jacke CO, Wild F. Arzneimittelversorgung von Privatversicherten 2023. Zahlen, Analysen, PKV-GKV-Vergleich. v. 4. Schriftenreihe des Wissenschaftlichen Instituts der PKV (WIP). Berlin: Medizinisch Wissenschaftliche Verlagsgesellschaft; 2023

[28] Ludwig W-D, Mühlbauer B, Seifert R. Arzneiverordnungs-Report 2024. Berlin, Heidelberg: Springer Berlin Heidelberg; Imprint: Springer; 2025. doi:10.1007/978-3-662-70594-0

[29] Ludwig W-D, Mühlbauer B, Seifert R, Hrsg. Arzneiverordnungs-Report 2021. Aktuelle Daten, Kosten, Trends und Kommentare. Berlin, Heidelberg: Springer Berlin/Heidelberg; 2021

[30] Arzneiverordnungs-Report 2017; 2017

[31] Nandi A, Shet A. Why vaccines matter: understanding the broader health, economic, and child development benefits of routine vaccination. Hum Vaccin Immunother 2020; 16: 1900–1904. doi:10.1080/21645515.2019.1708669

[32] Dhillon S. Correction to: Dapagliflozin: A Review in Type 2 Diabetes. Drugs 2019; 79: 2013. doi:10.1007/s40265-019-01239-1

[33] Dhillon S. Dapagliflozin: A Review in Type 2 Diabetes. Drugs 2019; 79: 1135–1146. doi:10.1007/s40265-019-01148-3

[34] Robert Koch-Institut. Impfquoten in Deutschland – aktuelle Ergebnisse aus dem RKI-Impfquotenmonitoring 2025. doi:10.25646/12956.3

[35] sladmin. Semaglutid: vom Antidiabetikum zum Lifestyle-Arzneimittel – Deutsche Apotheker Zeitung. Im Internet: https://www.deutsche-apotheker-zeitung.de/news/artikel/2024/07/12/semaglutid-vom-antidiabetikum-zum-lifestyle-arzneimittel; Stand: 13.05.2025

[36] Kalk NJ, Chiu C-T, Sadoughi R, et al. Fatalities associated with gabapentinoids in England (2004–2020). Br J Clin Pharmacol 2022; 88: 3911–3917. doi:10.1111/bcp.15352

[37] Ndungu M, Babalola RO, Brand M, et al. Impact of continuous glucose monitoring in underserved adults with type 2 diabetes within the United States: A scoping review. J Am Coll Clin Pharm 2025; 8: 149–162. doi:10.1002/jac5.2078

[38] Deutscher Ärzteverlag GmbH, Ärzteblatt RD. Magensäureblocker: Verordnungszahlen zumeist rückgängig – Deutsches Ärzteblatt. Im Internet: https://www.aerzteblatt.de/archiv/magensaeureblocker-verordnungszahlen-zumeist-rueckgaengig-e32c4414-1172-44fa-a9bb-e3d19919de2f; Stand: 14.05.2025

[39] Jacke CO, Heck-Großek N. HIV-Report: Epidemiologische und gesundheitsökonomische Entwicklungen bei Privatversicherten. 2/2020. WIP-Analyse. Köln: Verband der Privaten Krankenversicherung e.V.; 2020

[40] Nowak B, Geiß E, Böhm M, et al. Sacubitril/Valsartan in der Primärtherapie der Herzinsuffizienz mit reduzierter Ejektionsfraktion (HFrEF). Kardiologie 2024; 18: 44–48. doi:10.1007/s12181-023-00643-y

[41] Institut für Qualität und Wirtschaftlichkeit im Gesundheitswesen. Daratumumab (neu diagnostiziertes multiples Myelom, autologe Stammzelltransplantation geeignet); Nutzenbewertung gemäß § 35a SGB V. IQWiG; 2024. doi:10.60584/A24-114

[42] sladmin. Verordnungsentwurf regelt GKV-Erstattung für Nirsevimab im ersten Lebensjahr – Deutsche Apotheker Zeitung. Im Internet: https://www.deutsche-apotheker-zeitung.de/news/artikel/2024/07/23/bmg-referentenentwurf-regelt-gkv-erstattung-fuer-nirsevimab-im-ersten-lebensjahr; Stand: 14.07.2025

[43] Anne Orth. Prävention: RSV-Impfung für Ältere jetzt als Kassenleistung. Im Internet: https://www.pharmazeutische-zeitung.de/rsv-impfung-fuer-aeltere-jetzt-als-kassenleistung-150252/; Stand: 14.07.2025

[44] Arzneimittelkommission der deutschen Ärzteschaft. Tirzepatid (Munjaro) Markteinführung. Im Internet: https://www.akdae.de/fileadmin/user_upload/akdae/Arzneimitteltherapie/NA/Archiv/202402-Mounjaro.pdf

[45] Sven Siebenand. Gewichtsmanagement: Tirzepatid jetzt auch bei Adipositas zugelassen. Im Internet: https://www.pharmazeutische-zeitung.de/tirzepatid-jetzt-auch-bei-adipositas-zugelassen-144491/; Stand: 14.07.2025

[46] Gemeinsamer Bundesausschuss. Tirzepatid und Ritlecitinib als Lifestyle-Arzneimittel gelistet – Gemeinsamer Bundesausschuss (14.07.2025). Im Internet: https://www.g-ba.de/service/fachnews/150/; Stand: 14.07.2025

[47] Verband der Privaten Krankenversicherungen e.V. Werden Abnehmspritzen von meiner PKV erstattet? Im Internet: https://www.privat-patienten.de/arzneien-und-hilfsmittel/werden-abnehmspritzen-von-meiner-pkv-erstattet/; Stand: 14.07.2025

[48] Jastreboff AM, Le Roux CW, Stefanski A, et al. Tirzepatide for Obesity Treatment and Diabetes Prevention. N Engl J Med 2025; 392: 958–971. doi:10.1056/NEJMoa2410819

[49] Fritschka E. Semaglutid und Tirzepatid schützen das Herz. MMW Fortschr Med 2025; 167: 28–30. doi:10.1007/s15006-025-4990-8

[50] Kamrul-Hasan ABM, Alam MS, Dutta D, et al. Tirzepatide and Cancer Risk in Individuals with and without Diabetes: A Systematic Review and Meta-Analysis. Endocrinol Metab (Seoul) 2025; 40: 112–124. doi:10.3803/EnM.2024.2164

[51] Quarenghi M, Capelli S, Galligani G, et al. Weight Regain After Liraglutide, Semaglutide or Tirzepatide Interruption: A Narrative Review of Randomized Studies. J Clin Med 2025; 14. doi:10.3390/jcm14113791

[52] sladmin. Tirzepatid: Rebound nach dem Absetzen? – Deutsche Apotheker Zeitung. Im Internet: https://www.deutsche-apotheker-zeitung.de/news/artikel/2023/12/11/tirzepatid-rebound-nach-dem-absetzen; Stand: 14.07.2025

[53] Kassenärztliche Vereinigung Rheinland-Pfalz. Pneumokokken-Impfung: Prevenar 20® (ehemals Apexxnar®). Im Internet: https://www.kv-rlp.de/nachricht/pneumokokken-impfung-prevenar-20r-ehemals-apexxnarr; Stand: 15.07.2025

[54] Gemeinsamer Bundesausschuss. G-BA übernimmt jüngste STIKO-Empfehlung zur Pneumokokken-Impfung in seine Richtlinie. Im Internet: https://www.g-ba.de/presse/pressemitteilungen-meldungen/1145/; Stand: 16.07.2025

[55] Gelbe Liste. Faricimab – Anwendung, Wirkung, Nebenwirkungen | Gelbe Liste. Im Internet: https://www.gelbe-liste.de/wirkstoffe/Faricimab_56763#Anwendung; Stand: 16.07.2025

[56] Kassenärztliche Vereinigung Westfalen-Lippe. Faricimab – Vabysmo. Im Internet: https://www.kvwl.de/fileadmin/user_upload/pdf/Mitglieder/Verordnung/Arzneimittel/FNB/Faricimab__Vabysmo__25.02.2025.pdf

[57] Gemeinsamer Bundesausschuss. Tragende Gründe. zum Beschluss des Gemeinsamen Bundesausschusses über eine Änderung der Arzneimittel-Richtlinie: Anlage XII – Nutzenbewertung von Arzneimitteln mit neuen Wirkstoffen nach § 35a des Fünften Buches Sozialgesetzbuch (SGB V): Daridorexant (Erneute Bewertung nach Änderung der Anlage III AM-RL: Schlafstörungen). Im Internet: https://www.g-ba.de/downloads/40-268-10743/2024-08-15_AM-RL-XII_Daridorexant_D-1047_TrG.pdf

[58] gesundheitsinformation.de. Tirbanibulin (Klisyri) bei leichter aktinischer Keratose (17.07.2025). Im Internet: https://www.gesundheitsinformation.de/tirbanibulin-klisyri-bei-leichter-aktinischer-keratose.html; Stand: 17.07.2025

[59] Kirsten Sucker-Sket. Inegy-Generika dürfen auf dem Markt bleiben – Deutsche Apotheker Zeitung. Im Internet: https://www.deutsche-apotheker-zeitung.de/news/artikel/2019/03/19/inegy-generika-duerfen-auf-dem-markt-bleiben; Stand: 28.05.2025

[60] Bettina Jung. elche Arzneimittel 2018 aus dem Patent laufen – Deutsche Apotheker Zeitung. Im Internet: https://www.deutsche-apotheker-zeitung.de/news/artikel/2018/01/19/welche-arzneimittel-2018-aus-dem-patent-laufen; Stand: 28.05.2025

[61] Julia Endris. Pharmamarkt: 27 Arzneimittel verlieren Patentschutz. Im Internet: https://www.pharmazeutische-zeitung.de/27-arzneimittel-verlieren-patentschutz/; Stand: 28.05.2025

[62] proGenerika e.V. Generika in Zahlen 2021. Zahlen, Daten und Analysen; 2022

[63] proGenerika e.V. Generika in Zahlen 2022. Zahlen, Daten und Analysen; 2023

[64] proGenerika e.V. Generika in Zahlen 2023. Zahlen, Daten und Analysen; 2024

[65] proGenerika e.V. Generika in Zahlen 2023. Zahlen, Daten und Analysen; 2024

[66] Arbeitsgemeinschaft Pro Biosimilars. Handbuch Biosimilars 2023 (10/2023). Im Internet: https://probiosimilars.de/wp-content/uploads/2025/04/ProBio Handbuch-Biosimilars-2022-RZ-Web-DS.pdf

[67] Robert Koch Institut. Schutzimpfung gegen Herpes zoster (Gürtelrose). Im Internet: https://www.rki.de/DE/Themen/Infektionskrankheiten/Impfen/Impfungen-A-Z/Herpes-zoster-Guertelrose/zoster-node.html; Stand: 18.07.2025

[68] Weise M, Wolff-Holz E. Möglichkeiten und Herausforderungen der Extrapolation bei Biosimilars. Z Gastroenterol 2016; 54: 1211–1216. doi:10.1055/s-0042-116950

[69] European Medicines Agency. Biosimilars in the EU: Information guide for healthcare professionals 2017

[70] European Medicines Agency. Download medicine data. Download medicines data table (21.07.2025). Im Internet: https://www.ema.europa.eu/en/medicines/download-medicine-data; Stand: 21.07.2025

[71] proBiosimilars A. Biosimilars in Zahlen: Das Jahr 2024. Im Internet: https://probiosimilars.de/publikationen/biosimilars-in-zahlen/; Stand: 21.07.2025

[72] INSIGHT Health. Biosimilars: Regelungsverfahren zur automatischen Substitution und Marktüberblick. Im Internet: https://www.insight-health.de/deu_de/magazin/article/biosimilars-regelungen-zur-automatischen-substitution-und-marktueberblick.html; Stand: 22.07.2025

[73] Orth A. Rechtssicherheit: Neue Regeln für den Biosimilar-Austausch. Im Internet: https://www.pharmazeutische-zeitung.de/neue-regeln-fuer-den-biosimilar-austausch-147721/; Stand: 22.07.2025

[74] Gemeinsamer Bundesausschuss. Arzneimittel-Richtlinie: Einleitung eines Stellungnahmeverfahrens. § 40c (neu) (Austausch von biotechnologisch hergestellten biologischen Fertigarzneimitteln durch Apotheken) (11.06.2025). Im Internet: https://www.g-ba.de/beschluesse/7255/; Stand: 22.07.2025

[75] Bahnsen L, Wild F. Mehrumsatz und Leistungsausgaben von PKV-Versicherten. WIP-Analyse. Köln: WIP – Wissenschaftliches Institut der PKV; 2025. doi:316447

[76] Jacke CO, Hagemeister S, Wild F. Arzneimittelversorgung von Privatversicherten 2020. Zahlen, Analysen, PKV-GKV-Vergleich. Schriftenreihe des Wissenschaftlichen Institutes der PKV (WIP). Berlin: Medizinisch Wissenschaftliche Verlagsgesellschaft; 2021

[77] Jacke CO, Hagemeister S, Wild F. Arzneimittelversorgung der Privatversicherten 2019. Zahlen, Analysen, PKV-GKV-Vergleich. Köln: Wiss. Inst. der PKV; 2019

[78] Grill M, NDR/WDR. Pharmakonzern will Geheimpreis vereinbaren – bei Abnehmspritzen (22.07.2025). Im Internet: https://www.tagesschau.de/investigativ/ndr-wdr/medikamente-preise-abnehmspritzen-geheim-100.html; Stand: 23.07.2025

WIP-Veröffentlichungen seit 2016

Sozialversicherung in demografischer Schieflage: Steigende Beitragsbelastungen für die junge Generation, WIP-Analyse April 2024, Prof. Dr. Martin Werding Ruhr-Universität Bochum, ISBN 978-3-9824068-9-3

Zugang zur Gesundheitsversorgung, Gesundheitszustand und Risikofaktoren - Das deutsche Gesundheitssystem im europäischen Vergleich. WIP-Analyse April 2025, Dr. Tatjana Begerow, Nina Leugers, Louis Junghanns, Dr. Frank Wild, ISBN 978-3-9824068-7-9

Mehrumsatz und Leistungsausgaben von PKV-Versicherten – Jahresbericht 2025, WIP-Analyse April 2025, Dr. Lewe Bahnsen, Dr. Frank Wild, ISBN 978-3-9824068-8-6

Begrenzung der pflegebedingten Eigenanteile nach § 43c SGB XI – Rückblick und Ausblick, WIP-Kurzanalyse, Februar 2025, Dr. Lewe Bahnsen

Ärztebarometer - Eine Querschnittsbefragung ambulant-tätiger Ärzte in Deutschland, WIP-Analyse Januar 2025, Louis Junghanns, Dr. Christian Jacke, Prof. Dr. Dr. med. Reinhard Rychlik, Dr. Frank Wild, ISBN 978-3-9824068-6-2

WIP-Tagungsband 2024, WIP-Tag der Versorgungsforschung am 19.09.2024, Dr. Christian O. Jacke

Entwicklung der Prämien- und Beitragseinnahmen in PKV und GKV – Aktualisierung 2024/2025, WIP-Kurzanalyse September 2024, Dr. Frank Wild

Psychologie in der Gesundheitsförderung: ein Scoping Review, W'IP-Analyse September 2024, Laurin Müller. Dr. Christian Jacke, ISBN 978-3-9824068-5-5

Veränderung der ambulanten Leistungsinanspruchnahme von Privatversicherten während der COVID-19-Pandemie. WIP-Kurzanalyse Juli 2024, Julia Schaarschmidt, Dr. Frank Wild

Kostenschätzung zu einer Deckelung der pflegebedingten Eigenanteile, WIP-Berechnungen Juli 2024, Dr. Frank Wild

Der Preis in einer Marktwirtschaft ist fundamental – Ein ökonomischer Blick vor dem Hintergrund der Debatte um die Einführung von vertraulichen Medikamentenpreisen, WIP-Kommentar, Juli 2024, Dr. Frank Wild

Wirtschaftswachstum vs. DeGrowth: Warum Wachstum gut für die Menschen und unser Sozialsystem ist. WIP-Kommentar Juli 2024, Dr. Frank Wild

Zur Zukunftsfähigkeit der Sozialen Pflegeversicherung, WIP-Kurzanalyse Mai 2024, Dr. Lewe Bahnsen

Voraussichtliche Entwicklung der Beitragssätze in der Sozialen Pflegeversicherung, WIP-Kommentar Mai 2024, Dr. Frank Wild

Steuerzuschüsse für die Soziale Pflegeversicherung zur Stabilisierung der Pflegebeiträge - Finanzielle Tragfähigkeit und Prognosen, WIP-Kurzanalyse Mai 2024, Dr. Frank Wild

Mehrumsatz und Leistungsausgaben von PKV-Versicherten – Jahresbericht 2024, WIP-Analyse März 2024, Dr. Lewe Bahnsen, Dr. Frank Wild, ISBN 978-3-9824068-4-8

Arzneimittelversorgung von Privatversicherten 2023 - Zahlen, Fakten, PKV-GKV-Vergleich, Schriftenreihe des Wissenschaftlichen Instituts der PKV, Christian O. Jacke, Frank Wild, ISBN 978-3-95466-853-3, Medizinisch Wissenschaftliche Verlagsgesellschaft, Berlin Dezember 2023

Entwicklung der Prämien und Beitragseinnahmen in PKV und GKV – Aktualisierung 2023/2024, WIP-Kurzanalyse Oktober 2023, Dr. Lewe Bahnsen, Dr. Frank Wild

Auswirkungen der Covid-19-Pandemie auf die zahnärztliche Versorgung der Privatversicherten im Jahr 2020, WIP-Kurzanalyse Juli 2023, Julia Schaarschmidt, Dr. Frank Wild

Innovation und Diffusion in der ambulant-ärztlichen Versorgungsstruktur, WIP-Analyse Mai 2023, Dr. Bernd Rebmann, Dr. Elisabeth Leonhard, Andrea Kern-Schnur, Nadine Brohammer, ISSN 2702-1343

Mehrumsatz und Leistungsausgaben von PKV-Versicherten – Jahresbericht 2023, WIP-Analyse Mai 2023, Dr. Lewe Bahnsen, Dr. Frank Wild, ISBN 978-3-9824068-3-1

Soziale Pflegeversicherung heute und morgen: Stand und mögliche Szenarien, WIP-Analyse März 2023, Dr. Lewe Bahnsen, Dr. Frank Wild, ISBN 978-3-9824068-2-4

Womit in der Zukunft zu rechnen ist: Eine Projektion der Zahl der Pflegebedürftigen, WIP-Kurzanalyse Dezember 2022, Dr. Lewe Bahnsen

Optionen zur Stabilisierung der Einnahmesituation der Sozialversicherungen – Aktualisierung, WIP-Analyse Dezember 2022, Thiess Büttner, Martin Werding, ISBN 978-3-9824068-1- 7

Aufwachsender Arbeitskräftemangel zeigt auf, dass die Digitalisierung des Arbeitslebens viel zu langsam vorangeht, WIP-Kommentar, November 2022, Dr. Frank Wild

Entwicklung der Prämien- und Beitragseinnahmen in PKV und GKV 2013-2023, WIP-Kurzanalyse November 2022, Dr. Lewe Bahnsen, Dr. Frank Wild

Debatte um eine außerordentliche Erhöhung der Beitragsbemessungsgrenze in der Krankenversicherung, WIP-Kommentar, Oktober 2022, Dr. Frank Wild

Mehrumsatz und Leistungsausgaben der Privatversicherten – Jahresbericht 2022, WIP-Analyse Juni 2022, Dr. Lewe Bahnsen, Dr. Frank Wild

Verordnung cannabinoidhaltiger Arzneimittel in Deutschland unter besonderer Berücksichtigung der Privatversicherten (2017-2020), WIP-Kurzanalyse Juni 2022, Dr. Christian O. Jacke

Nachhaltigkeit von Kranken- und Pflegeversicherung, WIP-Kommentar, Mai 2022, Dr. Frank Wild

Wer ist impfberechtigt? Ein internationaler Blick, WIP-Kurzanalyse Mai 2022, Daria Kozica, Frank Wild

Kostenbeteiligungen, Wartezeiten, Leistungsumfang – Ein europäischer Vergleich der Gesundheitssysteme, WIP-Analyse Februar 2022, Lewe Bahnsen, ISBN 978-3-9821682-8-9 (in 2021 nicht veröffentlicht, verschoben auf 2022)

Gesundheitssystem in Israel, WIP-Kommentar, Februar 2022, Dr. Frank Wild

COVID-19-Todesfälle – Häufigkeit im Verhältnis zu anderen Todesursachen, WIP-Kurzanalyse Januar 2022, Frank Wild, Larissa Tembrink,

Optionen zur Stabilisierung der Einnahmesituation der Sozialversicherungen, WIP-Analyse Dezember 2021, Thiess Büttner, Martin Werding, ISBN 978-3-9821682-9-6-

Entwicklung der Prämien- und Beitragseinnahmen in PKV und GKV 2012-2022, WIP-Kurzanalyse November 2021, Lewe Bahnsen, Frank Wild

Bürgerversicherung oder Finanzausgleich? Keine Lösungen für die demografischen Herausforderungen in der Pflege. WIP-Kurzanalyse Oktober 2021, Lewe Bahnsen, Frank Wild

Ambulant-ärztliche Versorgung – Ein Blick ins westeuropäische Ausland, WIP-Analyse September 2021, Günter Neubauer, Christof Minartz (IfG), Frank Wild, ISBN 978-3-9821682-7-2

E-Health-Anwendungen im Ländervergleich, WIP-Kurzanalyse September 2021, Frank Wild, Daria Kozica

Europäische Gesundheitssysteme in der COVID-19-Pandemie: Ein vergleichender Überblick, WIP-Analyse Juli 2021, Lewe Bahnsen, Frank Wild, ISBN 978-3-9821682-6-5

Langfristige Finanzierungslasten durch kurzfristige Neuregelungen in der Pflegeversicherung, WIP-Kurzanalyse Juni 2021, Lewe Bansen, Frank Wild

Mehrumsatz und Leistungsausgaben von Privatversicherten – Jahresbericht 2020, WIP-Analyse April 2021, Sonja Hagemeister, Frank Wild, ISBN 978-3-9821682-5-8

Finanzielle Auswirkungen der Pläne einer Pflegereform 2021, WIP-Kurzanalyse April 2021, Lewe Bahnsen, Frank Wild

Die zukünftige Entwicklung der GKV-Finanzen - Ein Beitrag zur Diskussion um erhöhte Steuerzuschüsse, WIP-Kurzanalyse März 2021, Lewe Bahnsen, Frank Wild

Umsetzung neuer Untersuchungs- und Behandlungsmethoden in die vertragsärztliche Kollektivversorgung und in die privatärztliche ambulante Versorgung, Anke Walendzik, Carina Abels, Jürgen Wasem, ISSN 2702-1343, erschienen Medizinisch Wissenschaftliche Verlagsgesellschaft, März 2021

Arzneimittelversorgung von Privatversicherten 2020 – Zahlen, Analyse, PKV-GKV-Vergleich, Christian O. Jacke, Sonja Hagemeister, Frank Wild, ISBN 978-3-95466-578-5, erschienen Medizinisch Wissenschaftliche Verlagsgesellschaft, November 2020

Eigenanteile in der stationären Pflege nach regionaler Verteilung und Trägerschaft, WIP-Analyse 5/2020, Christine Arentz, Sonja Hagemeister

Überblick über die Entwicklung der Beitragseinnahmen in PKV und GKV 2011-2021, WIP-Kurzanalyse Oktober 2020, Sonja Hagemeister, Frank Wild

Abschätzung der in Zukunft benötigten Steuermittel für die geplante Pflegereform des Bundesministeriums für Gesundheit, WIP-Kurzanalyse Oktober 2020, Frank Wild

Mehrumsatz und Leistungsausgaben von Privatversicherten – Jahresbericht 2020, WIP-Analyse 4/2020, Sonja Hagemeister, Frank Wild, ISBN 978-3-9821682-3-4-

Vergleich europäischer Gesundheitssysteme in der Covid-19-Pandemie, WIP-Analyse 3/2020, Christine Arentz, Frank Wild, ISBN 978-3-9821682-2-7

HIV-Report: Epidemiologische und gesundheitsökonomische Entwicklungen bei Privatversicherten, WIP-Analyse 2/2020, Christian O. Jacke, Nicholas Heck-Großek, ISBN 978-3-9821682-1-0

Entwicklung des Absatzes opioidhaltiger Arzneimittel in der PKV, WIP-Kurzanalyse April 2020, Nicholas Heck-Großek

Zugang zu onkologischen Medikamenten – ein europäischer Vergleich, WIP-Analyse 1/2020, Devora Yordanova, Frank Wild, ISBN 978-3-9821682-0-3

Arzneimittelversorgung von Privatversicherten 2019 – Zahlen, Analyse, PKV-GKV-Vergleich, WIP-Analyse 5/2019, Christian O. Jacke, Sonja Hagemeister, Frank Wild, ISBN 978-3-9818269-9-9

Entwicklung der Beitragseinnahmen in PKV und GKV 2010-2020, WIP-Kurzanalyse Dezember 2019, Christine Arentz, Holger Eich, Frank Wild

Bewertung des Reformvorschlags „Die Pflegeversicherung als Vollversicherung", WIP-Kurzanalyse Oktober 2019, Christine Arentz, Frank Wild,

Mehrumsatz und Leistungsausgaben von PKV-Versicherten – Jahresbericht 2019, WIP-Analyse 4/2019, Sonja Hagemeister, Frank Wild, ISBN 978-3-9818269-8-2

Die versteckte Verschuldung der Sozialen Pflegeversicherung, WIP-Analyse 3/2019, Christine Arentz, Maik Moritz, Holger Eich, Frank Wild, ISBN 978-3-9818269-7-5

Szenarien zur zukünftigen Finanzenwicklung der Sozialen Pflegeversicherung, WIP-Analyse 2/2019, Christine Arentz, ISBN 978-3-9818269-6-8

Pflegefinanzierung im gesellschaftlichen Kontext denken, WIP-Kurzanalyse April 2019, Christine Arentz, Frank Wild

Verschreibung cannabinoidhaltiger Arzneimittel, WIP-Kurzanalyse März 2019, Christian O. Jacke

Impfung gegen humane Papillomviren (HPV) – Eine Analyse der Arzneimittelverordnungsdaten in der PKV 2006 bis 2016, WIP-Analyse3 1/2019, Tina Lohse, Christian O. Jacke, Frank Wild, ISBN 978-3-9818269-4-4

Überblick über die Entwicklung der Leistungsausgaben und der Beitragseinnahmen in PKV und GKV 2009 bis 2019, WIP-Analyse 4/2018, Christine Arentz, Holger Eich, Frank Wild, ISBN 978-9818269-5-1

Arzneimittelversorgung von Privatversicherten 2018 – Zahlen, Analyse, PKV-GKV-Vergleich, WIP-Analyse 3/2018, Christian O. Jacke, Sonja Hagemeister, Frank Wild, ISBN 978-3-9818269-3-7

Mehrumsatz und Leistungsausgaben von PKV-Versicherten - Jahresbericht2018, WIP-Analyse 2/2018, Sonja Hagemeister, Frank Wild, ISBN 978-3-9818269-2-0

Die Krankenversicherung in den Niederlanden seit 2006 - Analyse der Reform und ihrer Auswirkungen, WIP-Analyse 1/2018, Christine Arentz

Wartezeiten auf Arzttermine: Eine methodische und empirische Kritik der Debatte, WIP-Diskussionspapier 3/2017, Verena Finkenstädt

Regionale Verteilung von Ärzten in Deutschland und anderen ausgewählten OECD-Ländern, WIP-Diskussionspapier 2/2017, Christine Arentz

Arzneimittelversorgung der Privatversicherten 2017 – Zahlen, Analysen, PKV-GKV-Vergleich, Christian O. Jacke, Frank Wild, ISBN 978-3-9818269-1-3

Die Bedeutung der Privatversicherten für Apotheken, WIP-Kurzanalyse 1/2017, Frank Wild

Mehrumsatz und Leistungsausgaben in der PKV – Jahresbericht 2017, WIP-Diskussionspapier 1/2017, Sonja Hagemeister, Frank Wild

Zugangshürden in der Gesundheitsversorgung – Ein europäischer Überblick, Verena Finkenstädt, ISBN 978-3-9818269-0-6

Mehrumsatz und Leistungsausgaben in der PKV - Eine Analyse auf Basis der Daten von 2006-2014, WIP-Diskussionspapier 1/2016, Frank Wild

Volkswirtschaftliche Wirkungen der Alterungsrückstellungen in der Privaten Kranken- und Pflegeversicherung, WIP-Kurzanalyse 3/2016, Frank Wild, Christine Arentz

Entwicklung der Beitragseinnahmen in PKV und GKV, WIP-Kurzanalyse 2/2016, Christine Arentz, Holger Eich, Frank Wild

Die Heilmittelversorgung der Privatversicherten im Jahr 2014 - Mehrumsatz und Unterschiede zur GKV, WIP-Kurzanalyse 1/2016, Verena Finkenstädt

Die Autoren

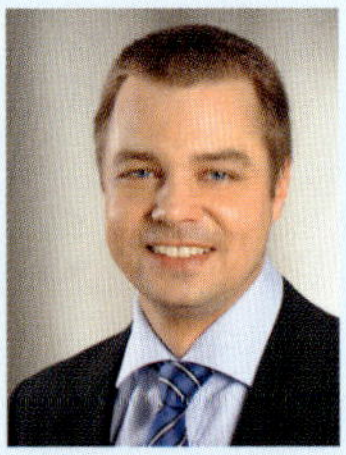

Dr. biol. hum. Christian O. Jacke

Christian O. Jacke leitet das Arzneimittelprojekt am Wissenschaftlichen Institut der PKV (WIP) und befasst sich mit Benchmark-Analysen für die beteiligten privaten Krankenversicherungen. Zuvor gehörten klinische und gesundheits-ökonomische Evaluationen von komplexen Interventionen in den Universitäten Heidelberg und Marburg zu seinem Aufgabengebiet. Er ist als Gutachter und Dozent tätig und erhielt den Wilfried-Lorenz-Versorgungsforschungspreis 2016.

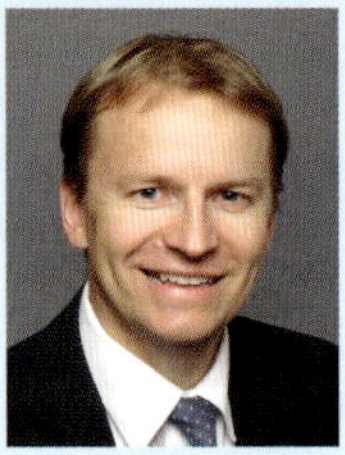

Dr. Frank Wild

Frank Wild leitet das Wissenschaftliche Institut der PKV (WIP) seit 2015. Er ist dort seit 2005 beschäftigt. Frank Wild studierte und promovierte im Bereich Wirtschaftswissenschaften an der TU Freiberg und absolvierte einen Studiengang zum „Master of Health and Medical Management" an der FAU in Nürnberg. Er ist langjährig als Lehrbeauftragter und Dozent an verschiedenen Universitäten tätig und bringt seine Expertise auch in gesundheitspolitischen Formaten ein. Die Arzneimittelversorgung der Privatversicherten stellt für ihn seit mehr als einem Jahrzehnt ein wichtiges Forschungsgebiet dar.